ÉTUDE

SUR LA

PYLÉPHLÉBITE

SUPPURATIVE

PAR

LE Dr F. GENDRON

Ancien interne des hôpitaux de Paris
et de l'hôpital des Enfants-Malades,
Lauréat de l'Ecole de médecine de Tours (Médaille d'argent, 1875),
Membre titulaire de la Société Clinique,
Membre correspondant de la Société anatomique.

PARIS

ALEXANDRE COCCOZ, LIBRAIRE-ÉDITEUR
11, rue de l'Ancienne-Comédie.

1883

ÉTUDE

SUR LA

PYLÉPHLÉBITE SUPPURATIVE

ÉTUDE

SUR LA

PYLÉPHLÉBITE

SUPPURATIVE

PAR

LE Dʳ F. GENDRON

Ancien interne des hôpitaux de Paris
et de l'hôpital des Enfants-Malades,
Lauréat de l'École de médecine de Tours (Médaille d'argent, 1875),
Membre titulaire de la Société clinique,
Membre correspondant de la Société anatomique.

————◦‹‹‹•————

PARIS

ALEXANDRE COCCOZ, LIBRAIRE-ÉDITEUR

11, rue de l'Ancienne-Comédie.

——

1883

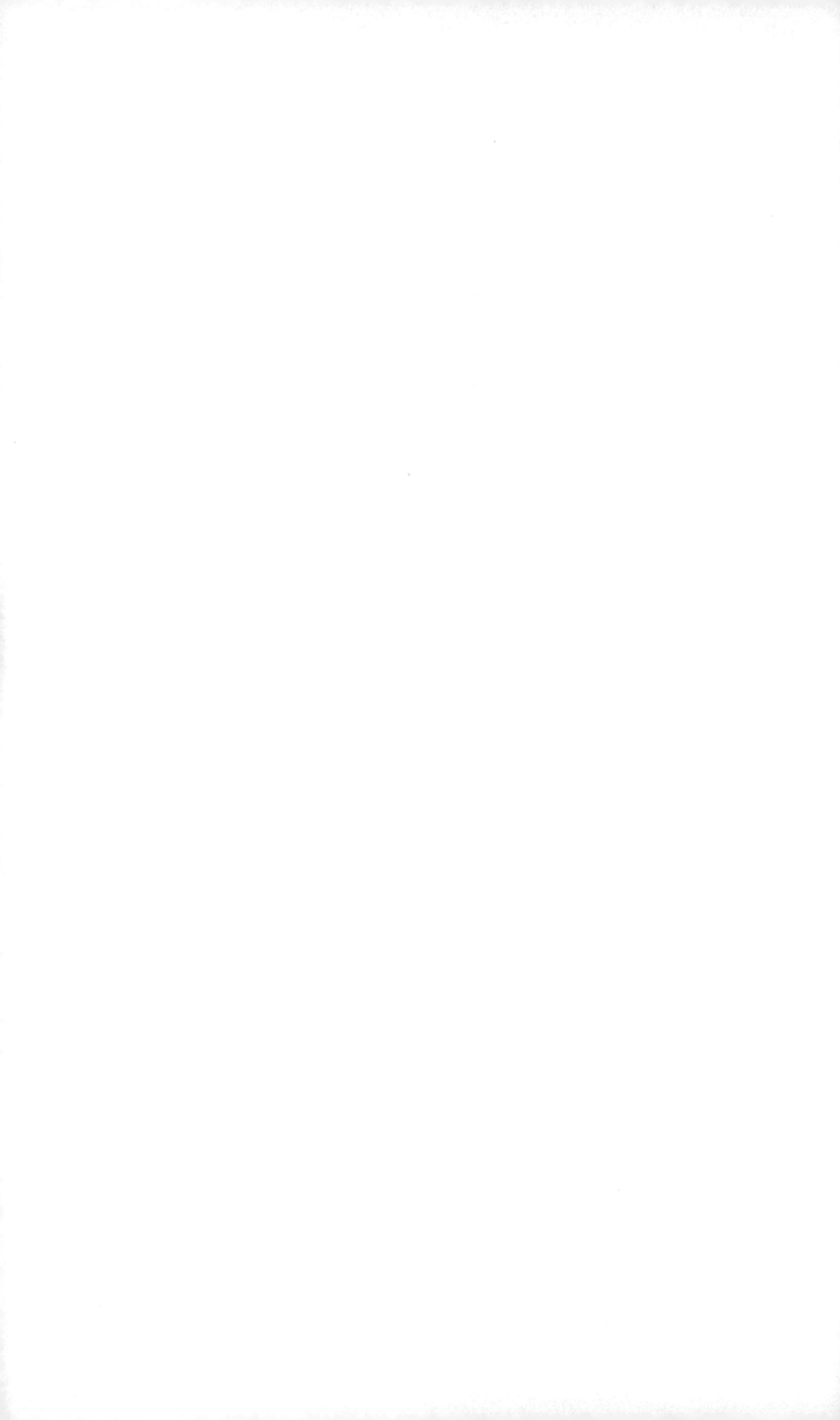

ÉTUDE

SUR LA

PYLÉPHLÉBITE SUPPURATIVE

L'histoire de la pyléphlébite suppurative n'est ni à faire, ni à refaire ; l'heureuse traduction que nous devons aux D⁰⁰ Duménil et Pellagot du Traité de Frerichs, nous a livré un excellent chapitre sur ce sujet, et il faut reconnaître que les quelques publications qui lui sont postérieures n'ont guère modifié l'ensemble de la question. Cependant un grand nombre de documents dispersés dans les revues médicales semblent pouvoir être utilisés pour en développer certains points : nous l'avons tenté, et c'est ainsi que nous nous sommes appliqué à déterminer les conditions étiologiques de la maladie, à préciser la valeur sémiologique des divers phénomènes qui en sont l'expression symptomatique, et à décrire dans tous ses détails le processus anatomo-patholo-gique, envisagé surtout dans ses effets sur le parenchyme hépatique.

Nous nous sommes appuyé pour faire ce travail sur l'ana-lyse d'environ soixante-dix observations, en ne tenant compte que de celles qui, ayant subi le contrôle de l'exa-men cadavérique, se rapportaient sûrement à la pyléphlé-bite suppurative.

ÉTIOLOGIE.

Nous ne nous attarderons pas à des considérations oiseuses sur la fréquence absolue de la pyléphlébite suppurative, non plus que sur les prétendues influences d'âge et de sexe. De semblables notions n'ont leur raison d'être dans un chapitre d'étiologie, qu'autant qu'il s'agit de processus dont l'évolution peut avoir quelque rapport de causalité ou de modalité avec les diverses phases du développement de l'organisme malade ou de l'organe affecté. D'ailleurs elles n'ont aucune signification si elles ne s'appuient sur de gros chiffres. La statistique produite par Strehler, faite avec soixante-cinq cas, ne nous apprend rien, si ce n'est à quelle période de la vie nous sommes le plus exposés non pas à la pyléphlébite, mais aux affections dont elle procède.

Nous ferons simplement remarquer que l'inflammation purulente du système porte, sans être un accident commun, est assurément beaucoup moins rare que ne peuvent le penser certains médecins. La collection des cas que nous avons pu réunir sans nous livrer à des recherches minutieuses est assez fournie. Mais ce qui justifierait encore cette assertion, c'est le grand nombre de ces cas où la pyléphlébite n'a été pour l'observateur qu'une surprise d'autopsie ; pendant la vie, elle avait été méconnue ou confondue avec l'infection purulente, et si l'examen du cadavre n'avait été pratiqué avec quelque soin, la lésion aurait échappé même après la mort. On conçoit qu'il doit en être ainsi assez souvent, et le hasard bien plus que la curiosité du contrôle anatomique amenant sous

nos yeux une lésion dont la symptomatologie ne nous a
nullement prévenu, il arrive que chaque médecin peut n'en
n'avoir remarqué qu'un exemple entre plusieurs qui lui sont
échus et rester dès lors convaincu de l'extrême rareté du
fait.

L'analyse de toutes les observations que nous avons relevées confirme pleinement l'opinion de Frerichs : l'inflammation purulente de la veine porte est presque toujours une
affection consécutive.

Une seule fois, dans le cas bien connu de Lambron, où il
s'agissait d'une arête de poisson implantée dans la paroi du
tronc porte, la phlébite a été causée directement par un
traumatisme de la veine.

A part ce fait exceptionnel, nous la voyons presque constamment avoir son point de départ dans une inflammation primitive dont le siège est en rapport avec quelqu'une
des ramifications du système porte : ce qui répond bien
à ce que nous savons du mode de développement de la
phlébite suppurée en général. Ces lésions originelles sont
très variées ; elles peuvent se montrer dans les différents seg-
ments du tube digestif sous-diaphragmatique, dans le péritoine ou sa doublure celluleuse, dans les ganglions, dans la
rate, dans le foie lui-même. Mais un caractère commun à
presque toutes et qui nous a frappé en parcourant les nombreu-
ses observations que nous avons sous les yeux, c'est qu'on y
découvre le plus souvent un foyer purulent en relation avec
un rameau porte de quelque importance ; il en était ainsi
dans la plupart de celles où les lésions étaient décrites avec
assez de netteté pour permettre de suivre l'inflammation veineuse jusqu'à son origine. En un mot, la pyléphlébite suppurative prend habituellement naissance dans un foyer de sup-

puration situé sur un point quelconque du système porte ;
pour 35 des cas que nous avons analysés la description anatomique ne laissait aucun doute à ce sujet. Pour les autres,
il existait presque toujours en une région du territoire de la
veine porte des altérations inflammatoires très manifestes
pouvant avoir déterminé la phlébite par propagation ; un
examen minutieux y aurait peut-être fait découvrir aussi
quelques foyers purulents. Cependant il y a bien lieu d'admettre que quelquefois la pyléphébite suppurée peut naître
indépendamment de toute suppuration primitive, comme en
témoignent plusieurs faits bien observés dans lesquels la
phlébite s'est développée au voisinage de lésions non suppuratives, tels que ceux de Leudet, de Quénu, où les canaux
biliaires contenant des calculs étaient simplement dilatés et
épaissis. Nous reviendrons plus longuement sur cette question en traitant de l'anatomie pathologique.

Si nous avons tendance à admettre que la pyléphlébite suppurative prend presque toujours naissance dans quelque inflammation primitive et également suppurative, nous croyons
qu'il ne faut accepter que sous la plus expresse réserve les cas
où elle aurait eu un développement spontané et autochtone ;
Frerichs les conteste, et le D' Straus dans un article écrit
récemment partage pleinement les doutes de l'éminent sa-
vant. La recherche de la cause est assurément en nosolo-
gie ce qui doit le plus tenter et exciter la sagacité d'un es-
prit médical ; ce sont les investigations de cet ordre, ainsi
que le démontrent d'une façon éclatante les travaux moder-
nes, qui jettent le plus de lumière sur les processus morbides,
et dont bénéficieront le plus les savants et les malades ; mais
on ne saurait trop réagir contre cette impatience de tout expliquer, serait-ce par les théories les moins fondées et les

plus banales. De tels procédés ont peut-être le privilège de satisfaire quelques esprits, mais ils ont l'inconvénient d'encombrer les livres sans éclairer les questions.

A propos de ces pyléphlébites spontanées, on a invoqué l'influence de l'alcoolisme, du refroidissement, etc. : ce sont là comme le remarque justement Frerichs des causes qui agissent sur des milliers d'individus tandis que les cas dans lesquels on pourrait les accuser sont d'une extrême rareté. Nous avons même pu nous convaincre que quelques observations de ce groupe n'y avaient peut-être été rangées que faute d'un examen complet des organes. Parmi ces faits exceptionnels, celui de Reuter ne nous semble nullement démonstratif de la suppuration spontanée de la veine porte. L'autopsie révéla en effet l'existence de péritonite, de quelques lésions au niveau du cæcum et, ce qui est encore plus important, d'abcès sous-muqueux dans les parois de l'estomac. Bon nombre d'observations classées sans conteste parmi les phlébites consécutives ne pourraient être rattachées à des altérations aussi accusées. Après avoir cité le cas de Réuter, Ledien s'efforce d'opposer à l'opinion de Frerisch une observation personnelle dont il donne une interprétation étiologique fort discutable. Son malade avait succombé dans le décours d'une pneumonie droite, après avoir présenté comme symptômes des frissons, de l'ictère, de l'hépatalgie: l'autopsie fit découvrir une suppuration s'étendant aux divisions veineuses intra-hépatiques. Recherchant l'origine de cette altération, il ne croit pas devoir la rattacher « à une thrombose cachectique, parce que celle-ci n'a pas été observée jusqu'ici dans des affections plus débilitantes que celle dont il s'agissait » ; mais tenant compte des antécédents alcooliques du sujet, des conditions défavorables où le plaçait sa pneumonie, il n'hésite pas ensuite à faire intervenir « une modification dans les rapports normaux des éléments du sang, et la formation spontanée de caillots dans la veine porte hépatique, ainsi qu'il s'en forme quelquefois dans le cœur et les vaisseaux au cours de la pneumonie ». Cette supposition peu compréhensible et tout à fait gratuite aurait été avantageusement remplacée par un simple desideratum. Mais nous nous étonnons surtout que l'auteur y ait eu recours parce qu'il lui avait été impossible de rien découvrir dans les viscères ou leur enveloppe ; car, en nous reportant à son observation, nous y avons trouvé la description de lésions autour du foie, sur l'interprétation desquelles nous aurons à revenir.

Avant d'aller plus loin, nous éprouvons le besoin de répondre à une objection qu'on serait en droit de soulever. Tous les faits que nous avons analysés ont été suivis d'autopsie et c'est surtout sur l'étude des lésions relatées que nous nous appuyons pour déterminer le mode de développement de la phlébite. Parmi ces altérations, quelques-unes peuvent bien avoir été provoquées par la phlébite et, dans bon nombre de cas, il paraît en avoir été ainsi ; si l'inflammation veineuse se propage au parenchyme hépatique avoisinant, elle peut avoir les mêmes effets de contiguïté sur les autres tissus extra-hépatiques : comment alors déterminer les relations réciproques entre les deux foyers inflammatoires vasculaire et périvasculaire ? L'examen anatomique pur ne peut en effet fournir la réponse à cette question ; mais si on a recours aux renseignements sur la marche des accidents, si incomplets qu'ils aient été généralement, on reconnaît que dans l'immense majorité des cas les symptômes propres à la pyléphlébite n'ont pas marqué le début de la

maladie, ils ont été précédés de certains désordres souvent
fort obscurs pendant la vie et dont on retrouve la raison
anatomique après la mort. Lorsque nous aurons fait l'exposé
en détail de toutes les causes auxquelles on pouvait rapporter la pyléphlébite dans les observations que nous avons
réunies, on comprendra que cette dernière objection en faveur de la suppuration spontanée a d'autant moins de valeur qu'elle est peu conforme à ce que nous savons sur la
pathologie générale des veines.

Nous attachons quelque importance à la notion des différentes lésions qui peuvent intervenir comme causes de la
pyléphlébite, et de leur fréquence relative. Pour une maladie
dont la symptomatologie propre reste si obscure, la circonstance étiologique tient une place importante parmi les éléments du diagnostic.

Ces lésions originelles peuvent appartenir à des organes
très différents et siéger sur des points très variables du système porte. Les racines, le tronc, les branches de la veine
porte peuvent indistinctement être le point de départ de la
pyléphlébite ; la localisation est entièrement subordonnée
au siège même de l'affection primitive. Cependant nous
croyons rationnel de diviser dès maintenant les pyléphlébites suppuratives en deux groupes, suivant qu'elles prennent naissance dans le foie ou en dehors de cette glande, et
nous étudierons successivement au point de vue des lésions
originelles :

Les pyléphlébites d'origine hépatique;
Les pyléphlébites d'origine extra-hépatique.

Quand nous aborderons la symptomatologie, on verra
combien cette division est justifiée.

Pyléphlébite d'origine hépatique. — Le D' Leudet
(de Rouen) a consacré dans sa *Clinique médicale* une intéressante leçon à l'étude de la pyléphlébite suppurative, consécutive à des maladies du foie et des voies biliaires. Il ne
parle que brièvement des pyléphlébites développées au voisinage des gros *abcès du foie;* Frerichs ne cite que deux faits
de ce genre. Parmi les observations que nous avons parcourues, nous en avons rencontré deux seulement qui paraissent s'y rapporter. Dans l'une, de Wyss, il s'agissait
d'un gros abcès du foie ouvert dans une branche de la veine
porte, dont toutes les racines étaient parfaitement saines.
Dans l'autre, de Hénoch-Gluge, un sujet de 40 ans souf-
frait depuis deux ans de douleurs pongitives au niveau de
l'hypochondre droit, lorsqu'il fut pris d'accidents aigus qui
l'enlevèrent rapidement : à l'autopsie, on trouva un gros
abcès unique dans le lobe droit du foie ; à son voisinage, la
branche de la veine porte était enflammée et remplie de pus,
des exsudats puriformes se retrouvaient dans ses divisions.
L'allure chronique de la maladie terminée au milieu de phénomènes aigus, aussi bien que la constatation anatomique,
indique assez clairement le mode de succession des lésions, et
là l'abcès a dû précéder la pyléphlébite.

On comprend quelle attention il faut apporter dans l'interprétation de ces faits pour ne pas risquer de ranger parmi les
complications de l'abcès hépatique une lésion qui peut elle-
même en être la cause. Plusieurs faits nous ont précisément
paru fort discutables à cet égard, et nous ne pensons pas avec
Strehler que celui de Ziegler puisse prendre place à côté de
ceux que nous venons de citer ; le foie renfermait des abcès
multiples disséminés sur le trajet des branches de la veine
porte et ces branches contenaient aussi du pus : ces seuls

traits de la description anatomique rappellent singulière-
rement les altérations du foie envahi par la pyléphlébite
suppurative.

Les kystes hydatiques du foie peuvent déterminer des accidents semblables du côté du système porte hépatique, soit
en s'ouvrant dans une branche de calibre, soit en provo-
quant une phlébite de voisinage. Dans un cas relaté par
Leudet, l'ouverture d'un kyste dans une branche de la veine
porte avait causé la mort par pyléphlébite suppurative.
Quant au cas où celle-ci se développerait par simple contiguïté, la possibilité en est admise par Leudet, mais nous
n'avons aucune observation à citer à l'appui.

De toutes les affections hépatiques, ce sont la *lithiase biliaire* et l'*angiocholite* qui déterminent le plus communément la pyléphlébite suppurative. On peut, il est vrai, citer
quelques faits singuliers dans lesquels des calculs sont passés
des canaux biliaires dans les branches veineuses sans déterminer de pyléphlébite; mais bien plus ordinairement la lithiase provoque dans les voies biliaires des inflammations
qui peuvent s'étendre jusqu'aux veines avoisinantes. La pyléphlébite suppurative d'origine calculeuse ne procède pas
toujours d'une angiocholite suppurée : l'observation de Leudet l'établit nettement; la suppuration veineuse était surve-
nue spontanément au voisinage de canaux biliaires dilatés
par des calculs, épaissis au niveau de leur paroi, mais ne
présentant aucune trace de suppuration sur un point quelconque de leur trajet. Lancereaux, dans son *Traité d'anatomie pathologique*, en produit aussi deux exemples; et nous
en avons recueilli quatre autres dans lesquels ces canaux
étaient indemnes de toute suppuration (Kesteven, Boeck,
Dujardin-Beaumetz, Quenu).

D'autres fois, l'angiocholite suppurée a manifestement précédé la phlébite, les canaux sont remplis de pus, leurs parois sont plus ou moins infiltrées et ulcérées, et de petits abcès se sont formés à leur périphérie ; au contact de ces foyers de suppuration, la phlébite purulente se développe, comme, dans le cas de Lebert et dans l'un de ceux que rapporte Lancereaux. A un degré plus avancé, l'ulcération détruit à la fois les parois du conduit biliaire et de la veine, il s'établit une communication entre les deux canaux, ainsi que cela existait dans le cas de Dance; dans celui de Contesse, où des divisions de la veine-porte communiquaient avec des foyers remplis par un mélange de pus et de bile; dans celui de Traube, où la vésicule biliaire remplie de calculs communiquait avec le tronc de la veineporte.

Pyléphlébite d'origine extra-hépatique. —La grande majorité des observations que nous avons réunies appartiennent à ce groupe. Ce sont incontestablement les lésions du tube intestinal qu'on retrouve le plus communément comme point de départ de la pyléphlébite. Viennent ensuite les inflammations de la séreuse péritonéale et de ses divers replis, du mésentère en particulier, dans l'épaisseur duquel se trouvent des ganglions en si grande abondance et sujets à de fréquentes altérations. La rate enfin, dans quelques cas, a été évidemment l'origine d'une phlébite qui s'est propagée de la veine splénique à la veine porte.

Un exemple de ce dernier mode de développement est relaté *in extenso* dans le traité de Frerichs : à côté de ce fait personnel, l'auteur en signale un autre appartenant à Law. Nous pouvons y ajouter ceux de Meyer et de Buhl. Dans ces quatre faits, la rate était le siège d'abcès en rap-

port avec les branches de la veine splénique, et c'est certainement par cette dernière que la propagation s'est opérée
jusqu'au foie. Le malade de Bamberger présentait aussi un
abcès de la rate en même temps qu'un ulcère de l'estomac.
Quant au cas de Waller, nous croyons qu'il trouverait bien
plutôt sa place parmi les pyléphlébites liées aux inflammations péritonéales ; les accidents étaient survenus chez un
sujet qui avait eu une pleurésie à gauche : à l'autopsie, on
trouva une péritonite circonscrite autour de la rate, la veine
splénique était remplie de pus, et nous ne voyons nul empê-
chement à reconnaître là une phlébite développée par voisinage.

Du reste, la lecture attentive d'un grand nombre d'observations nous a conduit à penser que ce devait être là une
cause de pyléphlébite beaucoup plus commune peut-être
qu'on ne le soupçonne et, plus d'une fois, il nous a semblé
trouver dans une phlegmasie péritonéale le point de départ
d'inflammations dont on cherchait très loin l'explication
ou qu'on considérait comme primitives. La première observation de Ledien ne nous semble pas devoir être interprétée
autrement, et nous nous refusons d'autant plus à admettre
avec l'auteur l'existence d'une inflammation autochtone de
la veine porte, que l'enchaînement des accidents nous paraît
clairement ressortir de la relation clinique et anatomique,
quand on veut la parcourir avec soin : le sujet présenta
d'abord une pneumonie à droite ; au moment de la période
de résolution, il commença à accuser une douleur vive au-
dessous des fausses côtes ; l'état général ne s'améliora pas,
quelques nausées et du météorisme survinrent et il prit
promptement le facies abdominal ; alors au bout de quelques
jours éclatèrent une série de frissons, la peau et les con-

jonctives se couvrirent d'une teinte ictérique, et en peu
de temps le malade fut enlevé. A l'autopsie, des adhérences
assez résistantes unissaient les feuillets pleuraux à la base
du poumon droit, des lésions inflammatoires existaient entre
la face convexe du foie et le diaphragme, et se retrouvaient
au niveau du lobule de Spigel et du hile du foie; la cavité
péritonéale renfermait deux à trois litres d'épanchement
fibrineux, et dans la région sus-ombilicale, on trouvait,
plus marquées qu'ailleurs, des altérations de péritonite récente avec adhérences des anses intestinales, dépôts fibrineux et fibrino-purulents tout autour du côlon; le tronc de
la veine porte était rempli de sang noir et diffluent; sa
branche droite présentait des parois épaissies, contenait un
thrombus et au-dessus de celui-ci une grande quantité de
pus grumeleux. Il nous semble peu douteux qu'ici la pleurésie avait, comme cela arrive fréquemment, déterminé une
péritonite de voisinage qui, se propageant jusque dans la
région du hile, était devenue l'origine de la pyléphlébite.
Dans un cas de Niess, cité par Frerichs, le développement
de la phlébite se fit suivant le même mode.

Il est bien plus commun de trouver la lésion originelle
dans l'épaisseur de l'un des replis péritonéaux; au milieu du
tissu cellulaire compris entre les lames de ces replis, en
rapport avec quelqu'une des grosses racines de la veine
porte qui y cheminent en grand nombre, dans le mésentère
en particulier on rencontre des foyers de suppuration, jux-
taposés souvent à des ganglions enflammés et ramollis.
Le Dr Leudet en a donné un exemple à l'occasion duquel il
a écrit un des premiers mémoires qui ait paru sur la pyléphlébite; c'est à tort que quelques auteurs ont voulu voir là
un cas d'inflammation de la veine porte compliquant la fiè-

vre typhoïde. La malade était complètement guérie de sa dothiénentérie depuis environ six mois, lorsque survinrent les accidents dont elle mourut : à l'autopsie le mésentère était infiltré de foyers purulents au milieu desquels baignaient les racines veineuses, et l'intestin ne présentait aucune trace d'altération. Dans les observations de Schœnlein, de Messow, de Langwagen on trouva également des foyers de suppuration au voisinage du tronc porte. Les cas de Ledien et de Budd étaient certainement la conséquence du ramollissement de ganglions altérés au voisinage des veines, et il est fort admissible que dans ceux que nous venons de citer les foyers de suppuration se soient également développés autour de ganglions malades. Virchow enfin, a publié un cas de péritonite partielle du mésentère consécutive à une ancienne hernie scrotale, et qui était devenue l'origine d'une pyléphlébite suppurative.

Avant de passer à l'étude des lésions gastro-intestinales qui peuvent se compliquer d'inflammation purulente de la veine porte, nous citerons seulement à titre de curiosité l'observation de Bird Heropath au sujet d'un nouveau-né qui succomba à un érysipèle étendu, avec ictère, et chez lequel on trouva une phlébite ombilicale suppurée ayant envahi les branches de la veine porte, qui étaient remplies de pus jusque dans leurs dernières ramifications.

La pyléphlébite suppurative prend rarement naissance dans une lésion de l'estomac. Frerichs n'en donne comme exemple que les cas de Bristowe et de Bamberger, et encore dans ce dernier y avait-il, en même temps qu'une ulcération récente de l'estomac, une collection purulente dans la rate, qui pouvait bien avoir été la cause réelle de la pyléphlébite. Nous avons relevé trois autres cas de cette affection consécutifs à l'ulcère rond de l'estomac (Chvostek, Buhl, Leyden) ; dans le second, l'ulcération était accompagnée d'abcès sous-muqueux ; dans le troisième, il y avait une perforation avec abcès du voisinage. Dans l'observation de Reuter, nous accorderions très volontiers à la pyléphlébite une origine stomacale, l'examen cadavérique ayant démontré l'existence d'abcès sous-muqueux dans les parois de l'estomac.

L'exposé des lésions intestinales dont peut procéder la pyléphlébite va nous conduire à d'intéressantes remarques. On s'attendrait à la trouver fréquemment parmi les complications des nombreux processus ulcéreux qui affectent l'inestin sur les divers points de son trajet, par exemple, la tuberculose, la dothiénentérie, la dysentérie, etc., et tout au contraire, ni les ulcérations intestinales de la tuberculose, ni celles de la dysentérie, ni celles de la dothiénenthérie, ne peuvent être comptées au nombre des causes de la pyléphlébite. Nous ne connaissons que deux cas où celle-ci ait été rattachée à des ulcérations typhoïdes : l'un appartient à Feltz et l'autre a été présenté par Habran à la Société anatomique en 1868 ; pour ce dernier, nous doutons fort que la pyléphlébite ait pris naissance dans les surfaces ulcérées, les lésions intestinales étaient en voie de cicatrisation et le mésentère renfermait quelques ganglions suppurés qui ont été vraisemblablement la véritable cause de l'inflammation vasculaire. Frey a rapporté un exemple d'entérocolite suivie de pyléphlébite qui nous paraît susceptible de la même interprétation, puisque le mésentère et le mésocæcum contenaient plusieurs foyers purulents. Ce sont des cas qu'il faudrait assurément ranger parmi ceux que nous avons attribués aux inflammations du péritoine et des appareils lymphatiques contenus dans ses replis. Le cas de Ferréol échappe néanmoins à cette explication ; la pyléphlébite, d'après cette observation très complète, n'avait d'autre raison d'être qu'une inflammation intense de la muqueuse du gros intestin avec des ulcérations multiples.

Nous citerons comme des faits tout à fait isolés ceux de Borie et de Leudet, dans lesquels la pyléphébite fut consécutive à des lésions siégeant au niveau du rectum Le malade de Borie, affecté de diarrhée depuis trois ans, fut pris d'accidents aigus durant lesquels il eut des selles sanglantes et purulentes : on constata au toucher l'existence d'une ulcération rectale, et une certaine quantité d'urine s'écoulait par l'anus. A l'autopsie, on trouva, d'une part, une phlébite purulente étendue à tout le système porte hépatique et, d'autre part, une large fistule du rectum s'ouvrant dans un clapier qui communiquait avec la portion membraneuse de l'urèthre. Ajoutons que l'auteur ne signale du côté des racines de la veine porte aucune lésion qui témoigne, entre les altérations rectales et hépatiques, d'un enchaînement que lui-même met fort en doute. Le Dʳ Leudet dans son mémoire des Archives de médecine mentionne simplement un fait, en disant que « la phlébite paraissait avoir eu pour point de départ une déchirure du rectum par une canule de seringue et consécutivement l'inflammation des veines hémorrhoïdales ». *A priori*, il serait permis de penser que le système veineux hémorrhoïdal, si fréquemment atteint par les inflammations, pourrait être quelquefois en jeu dans le développement de la pyléphlébite. Cependant nous n'en avons pas rencontré un seul exemple, et les relations précédentes sont trop peu explicites pour servir à justifier cette hypothèse.

En somme, nous venons de passer en revue une série de faits, parmi lesquels on n'en trouverait peut-être pas un qui démontrât le développement de la pyléphlébite suppurative à titre de complication des processus inflammatoires ulcéreux de l'intestin. La dysentérie reste tout à fait hors de cause, c'est même là un point fort intéressant à relever et sur lequel nous nous proposons de revenir ultérieurement.

Dans la presque totalité des cas, la pyléphlébite d'origine intestinale a son point de départ au niveau du cæcum. Nous n'en avons pas réuni moins de trente exemples absolument authentiques, et notons en passant que ce chiffre représente plus du tiers des observations que nous avons analysées. Dans ces dernières, il s'agit de typhlite avec pérityphlite ; mais ce qui nous a frappé, c'est que presque toujours l'appendice vermiforme est en jeu, et souvent il est seul le siège des lésions originelles.

Nous avons remarqué, en étudiant l'anatomie pathologique de ces altérations, qu'on trouvait très habituellement l'appendice vermiforme perforé ou détruit. Dans l'observation personnelle que nous rapportons plus loin, il s'ouvrait dans un petit foyer purulent très circonscrit : c'est ainsi qu'il en est dans bon nombre de celles que nous avons parcourues. Il est tout au moins exceptionnel qu'on n'ait pas découvert autour du cæcum, surtout au niveau de son appendice, une collection purulente, et nous appelons toute l'attention sur cette particularité.

On nous saura peut-être gré de résumer ces considérations étiologiques un peu encombrées de citations ; notre excuse est de n'avoir voulu émettre aucune idée qui ne reposât sur des faits.

La pyléphlébite suppurative se développe par propagation, comme complication d'affections du foie ou de lésions siégeant dans la rate, le péritoine, l'estomac ou l'intestin. La suppuration spontanée, autochtone de la veine porte, n'est nullement démontrée ; parmi les quelques rares exemples qu'en ont fourni les partisans d'une opinion contraire, nous en avons signalé qui avaient leur cause dans une lésion primitive dont on avait négligé de tenir compte, et, pour les autres, il est bien permis de supposer que cette lésion a pu échapper aux investigations anatomo-pathologiques. Aussi croyons-nous qu'en présence de ces faits relativement exceptionnels, il est plus sage de les classer simplement sous la rubrique de *cause inconnue*, ainsi que l'a fait notre collègue Chauffard pour l'observation qu'il a présentée à la Société anatomique.

Les *abcès du foie*, les *kystes hydatiques* peuvent en s'ouvrant dans une branche de la veine porte en déterminer l'inflammation purulente ; mais la cause la plus commune de la pyléphlébite suppurative d'origine intra–hépatique est la *lithiase biliaire*. L'angiocholite suppurée qui la complique peut se propager simplement à la veine contiguë ou bien aboutir en ulcérant les deux parois à la perforation de cette veine ; toutefois, il arrive aussi souvent que la phlébite se développe au voisinage de conduits biliaires ne présentant d'autre lésion inflammatoire qu'un épaississement de leur paroi et de la gangue conjonctive qui les entoure.

En dehors du foie, la pyléphlébite peut prendre naissance dans un *abcès de la rate* ; au niveau d'une *péritonite aiguë circonscrite* en rapport avec quelque grosse racine veineuse. Plus souvent, elle part d'un foyer de suppuration compris dans l'épaisseur des replis du péritoine, et des altérations ganglionnaires peuvent alors en être la cause première.

L'ulcère rond de l'estomac a été plusieurs fois l'origine de la phlébite, et nous avons fait remarquer que, dans presque tous ces cas, on avait signalé au niveau de la lésion gastrique l'existence d'une inflammation suppurative.

Dans l'intestin, la cause siège presque constamment au niveau du *cæcum* et de son *appendice vermiforme* et, le plus habituellement, il existe une ulcération avec un abcès. Ce dernier groupe étiologique, d'après notre relevé, comprend à lui seul presque autant de cas que tous les autres réunis. Il nous semble qu'on peut donner à cela une raison anatomique : c'est l'importance relative des veines iléo-cæcales qui viennent ramper le long de l'appendice jusqu'à son extrémité. Nous avons eu plusieurs fois l'occasion dans les autopsies de nous rendre compte de cette disposition, lorsqu'un certain degré de stase sanguine dans le système veineux abdominal avait amené la turgescence des moindres rameaux : on voyait alors une série de grosses arcades bleuâtres appendues latéralement à l'appendice.

En somme, ni dans l'estomac, ni dans l'intestin, ce ne sont les ulcérations de la muqueuse ou même une destruction plus profonde des tuniques qui déterminent la pyléphlébite ; il semble que la condition essentiellement favorable, pour qu'elle se développe, est l'existence d'un foyer de suppuration dans les couches celluleuses sous-péritonéales au niveau de rameaux veineux ayant déjà atteint un certain calibre.

SYMPTOMATOLOGIE.

La pyléphlébite suppurative survient et évolue au milieu
de circonstances pathologiques qu'elle domine généralement par la brusquerie de son apparition et la gravité de son
allure : cependant, consécutive à des affections variables et
plus ou moins anciennes, capable elle-même de provoquer
certaines complications, elle reste rarement isolée dans ses
manifestations cliniques, ce qui ne laisse pas que d'en rendre le début obscur et la symptomatologie confuse. Après
le long exposé que nous avons fait des causes ordinaires de
la pyléphlébite, nous n'avons guère besoin d'insister sur les
différents états au cours desquels elle vient à se développer.

Elle avait été précédée par des accidents de lithiase biliaire,
par des troubles gastriques révélant l'existence d'un ulcère
rond, par des coliques, des douleurs localisées à quelques
points de l'abdomen accompagnées de désordres intestinaux
et traduisant une péritonite partielle ; ou bien on avait pu
reconnaître du côté de la fosse iliaque les signes d'une pérityphlite ; puis ont éclaté une série de phénomènes aigus qui
en ont marqué l'invasion, et celle-ci aura été d'autant plus
appréciable que l'affection primitive aura eu une allure
moins bruyante. Assez fréquemment la lésion originelle
était restée latente, il existait une altération ganglionnaire,
un foyer de péritonite, une inflammation ulcéreuse de l'appendice qui évoluait sourdement au voisinage de quelque
veine importante du système porte, jusqu'au moment où le

vaisseau étant atteint survinrent alors les symptômes de la pyléphlébite. On trouvera parmi les observations que nous signalons des exemples répondant à ces divers cas ; le fait personnel que nous rapportons nous montre la pyléphlébite déterminée par une perforation de l'appendice que rien dans l'histoire du malade ne faisait soupçonner.

C'est avec des faits de ce genre qu'il est possible d'établir la symptomatologie propre de la pyléphlébite suppurative, et ils sont assez nombreux et assez semblables pour qu'on puisse en tirer une description générale.

Le frisson et la douleur semblent constituer les symptômes d'invasion. Alors même que le sujet éprouvait auparavant quelques malaises ou était déjà assez sérieusement atteint, avec ou sans fièvre, à partir du moment où les premiers frissons se sont montrés, les accidents se précipitent, l'état général s'aggrave, et on voit sinon une maladie qui débute, tout au moins une maladie qui entre dans une phase nouvelle. Ces frissons s'accompagnent d'une élévation de la température et le plus souvent ils aboutissent à un stade de sueur, formant ainsi de véritables accès fébriles intermittents, irréguliers dans leur durée, leur moment d'apparition, leur mode de succession, mais habituellement très fréquents, les plus espacés revenant à des intervalles de deux ou trois jours.

L'ascension thermométrique peut atteindre 40° et plus durant les accès, pour retomber au chiffre normal ou osciller autour de 38° ; parfois, en effet, il n'y a pas d'apyrexie intercalaire et la fièvre prend le type rémittent paroxystique. Peu après qu'il a ressenti son premier frisson, rarement en même temps ou un peu avant, le malade accuse de la souffrance au niveau de l'épigastre et de l'hypochondre droit : c'est une douleur d'abord vague, un peu accrue par les pressions, mais qui augmente souvent en acuité pendant plusieurs jours et devient fort pénible. Les troubles gastro-intestinaux surviennent aussi sans retard ; au début, il est commun d'observer des vomissements bilieux, ils peuvent persister jusqu'à la fin ; la diarrhée se montre un peu plus tard. Après une ou deux semaines, quelquefois plus tôt, l'apparition de nouveaux symptômes vient éclairer l'interprétation de ces premiers phénomènes : les conjonctives et la peau prennent une teinte jaunâtre, les urines se foncent, et cet ictère peut s'accroître et devenir très intense ; d'autre part, on découvre par la palpation et la percussion une augmentation progressive et parfois considérable du volume du foie et de la rate, qui dans quelques cas se trouve associée à un peu d'ascite avec dilatation des veines sous-cutanées de l'abdomen. A ce point de son évolution symptomatique, la pyléphlébite suppurative se montre avec ses caractères les plus tranchés, au milieu desquels les frissons continuent à prédominer. Tout ce qui pourra s'ajouter à ce tableau ne fera qu'en obscurcir la signification, parce que ce ne seront plus que des effets plus ou moins éloignés de la pyléphlébite. L'état général s'altère rapidement, tous les signes de l'hecticité apparaissent, le facies est amaigri, les yeux sont excavés, la langue est sèche et fuligineuse; si la diarrhée n'existait pas, elle s'établit ; les urines deviennent rares, le pouls est petit et mou, les poumons s'engorgent, le malade est dans un abattement profond, entrecoupé parfois par un état subdélirant, et il s'éteint ainsi peu à peu, à moins qu'une poussée de péritonite aiguë ne vienne activer cette terminaison fatale.

Nous avons cherché dans cette courte description à dé-

gager le plus possible les symptômes propres de la pyléphlébite de tout ce qui lui est étranger. Même sous ces
traits, qu'on retrouve nettement dessinés dans certaines observations, la maladie n'est pas facilement reconnaissable et,
naturellement, les difficultés grossiront à mesure que le
tableau s'encombrera de scènes accessoires.

ANALYSE DES SYMPTOMES. — L'étude comparative des
observations que nous avons réunies va nous permettre de
déterminer la valeur relative et la signification respective
des principaux symptômes de la pyléphlébite suppurée.

La *fièvre* est le symptôme qui va nous occuper d'abord,
parce qu'elle ouvre la marche de la maladie et la domine
jusqu'à la fin ; elle est l'expression la plus directe et la plus
précoce du processus qui envahit le système porte et dont
elle révèle à la fois le début et la nature. Elle peut se montrer par accès et revêtir le type intermittent, ou prendre
l'allure rémittente paroxystique. Quoi qu'il en soit, ce
qu'il y a de plus remarquable dans cette fièvre, c'est la répé-
tition des frissons que nous trouvons signalée dans presque
toutes les observations que nous avons sous les yeux. Très
souvent ils sont quotidiens, survenant tantôt la nuit, tantôt
le jour, le soir de préférence ; ils peuvent se renouveler
deux ou trois fois en vingt-quatre heures ; quand ils disparaissent, c'est rarement pour plus de deux ou trois jours.
Leur durée est parfois très prolongée ; en général ils répondent à un accès dans les cas où la fièvre est intermittente, ou à un paroxysme quand elle prend la forme rémittente ; ils s'accompagnent d'une élévation très marquée de
la température et sont habituellement suivis de sueurs parfois très abondantes.

La marche de la température au cours de cette fièvre à frissons n'est malheureusement pas l'objet d'indications assez précises dans les diverses observations. Cependant, Strehler nous fournit trois tracés très complets où l'on peut suivre les moindres oscillations thermométriques. Les deux premiers sont des exemples de fièvre intermittente où se trouve confirmé tout ce que nous avons dit de l'irrégularité des accès ; ils surviennent presque tous les jours séparés par des phases apyrétiques de durée très variable ; les plus accusés débutent par un frisson, la température atteint alors les chiffres 40° et 41° ; le pouls monte parallèlement à 130 et 140 et la respiration s'accélère. Le troisième tableau de Strehler tient une place intermédiaire entre le type franchement intermittent et la forme rémittente ; les phases apyrétiques sont de très courte durée et à certains jours elles font tout à fait défaut ; par contre, aux heures de paroxysme, la température s'élève beaucoup moins que dans les accès intermittents, ou si l'ascension est très marquée, elle est suivie d'une apyrexie complète. Chez notre malade, la courbe thermique appartient à la forme rémittente, les chiffres extrêmes sont 40°,5 et 38° ; toutes les hautes températures répondent aux exaspérations vespérales et conservent quelques rapports dans leur degré avec l'intensité des frissons, qui ont été presque quotidiens.

En un mot, la fièvre, au cours de la pyléphlébite, n'est soumise à aucun cycle défini : franchement intermittente ou rémittente paroxystique, ce qu'elle offre de plus particulier, ce sont les frissons répétés, des ascensions thermométriques parfois considérables, et surtout l'irrégularité de son allure qui échappe à toutes les lois de la périodicité.

C'est à dessein que nous insistons sur ces caractères de

la fièvre symptomatique de la pyléphlébite suppurative, parce qu'ils nous semblent s'écarter sensiblement de ceux que revêt la fièvre intermittente hépatique liée à l'angiocholite suppurée. Dans la description que le Professeur Charcot fait de cette dernière, nous relèverons surtout les traits suivants, qu'il ne donne cependant pas comme constants : les périodes apyrétiques sont nettement marquées ; les retours des accès sont en général assez réguliers pour simuler les types quotidien, tierce ou quarte de la fièvre légitime ; le plus souvent la fièvre hépatique est en quelque sorte chronique ; elle peut durer par exemple deux ou trois mois avec des intervalles de huit, dix, quinze jours, pendant lesquels les accès font momentanément défaut ; l'issue n'en est pas nécessairement fatale. Cette tendance à la régularité, cette lenteur d'allure, ces suspensions complètes et prolongées des manifestations fébriles dans la fièvre intermittente hépatique, peuvent être opposées à l'irrégularité, à la ténacité de la fièvre symptomatique de la pyléphlébite.

La *douleur* peut se rattacher à la lésion originelle, à la phlébite, ou à la péritonite qui se développe fréquemment comme complication. Assez longtemps avant que le système porte ne soit en jeu, le malade peut souffrir du ventre, tantôt ce sont des coliques vagues, tantôt des douleurs plus o umoins aiguës localisées en une région variable de l'abdomen, au niveau de la fosse iliaque comme dans bon nombre de nos observations (Waller, Traube, Moers, etc.), ou bien il y a eu des crises de coliques hépatiques.

La douleur provoquée par la pyléphlébite elle-même as on siège à l'épigastre et dans la région de l'hypochondre ; cette localisation est signalée dans presque toutes les observations et ce qui indique bien l'origine de cette douleur, c'est

que non seulement elle coïncide dans son apparition avec
les premiers frissons, mais qu'elle se retrouve même dans
les cas où elle ne pouvait être attribuée à d'autres lésions,
l'autopsie n'ayant montré ni périhépatite, ni trace de péritonite sus-ombilicale. L'épigastre en est le lieu d'élection,
et l'hypochondre droit est également sensible; elle est spontanée, parfois pongitive, elle augmente d'acuité pendant les
jours qui suivent l'invasion, et on l'exagère par les pressions. Plus tard le ventre tout entier peut devenir doulou-
reux et tendu; souvent alors l'envahissement de tout le péritoine donne la raison de cette diffusion des phénomènes
douloureux.

L'*ictère* est un symptôme plus tardif, mais plus significa-
tif; mieux que la douleur il permet de localiser les lésions.
Malheureusement il n'est pas constant et, en faisant le relevé de toutes nos observations, nous sommes arrivé à reconnaître qu'il manquait dans un quart des cas, ainsi que l'a
indiqué Frerichs. D'ailleurs il tarde quelquefois à se montrer,
et si dans la majorité des cas il existe au bout d'une se-
maine, d'autres fois, c'est seulement dans les derniers jours
que les conjonctives prennent une légère teinte jaunâtre. En
général, il est peu prononcé et se traduit par une légère
coloration de la muqueuse conjonctivale et de la peau; il est
assez rare de le voir prendre la teinte jaune foncé ou olivâ-
tre. Cet ictère est la conséquence de l'oblitération d'un
certain nombre de canaux biliaires par une inflammation
catarrhale développée au voisinage de la veine, comme on
pouvait en juger manifestement dans notre observation; il
s'en trouve beaucoup dans les espaces portes restés indemnes de toute phlébite qui conservent leur perméabilité, et
alors la rétention biliaire n'est pas complète.

L'exploration du *foie* et de la *rate* fournit presque constamment des signes positifs, il est exceptionnel qu'à la percussion et à la palpation on ne note pas une augmentation de volume de ces organes. Le foie en particulier peut subir un accroissement considérable dans ses dimensions et cela assez tôt pour que cette hépatomégalie ait une grande valeur séméiologique, non pas par elle-même, mais par son association aux symptômes précédents. Les lésions que nous aurons à signaler au chapitre de l'anatomie pathologique du côté des espaces portes nous donneront l'explication de ce changement dans le volume du foie.

Pour la rate, la cause est avant tout d'ordre mécanique; la circulation dans la veine splénique se trouve plus ou moins entravée, surtout quand ce vaisseau est lui-même envahi par la suppuration et obstrué par des thrombus.

C'est aux mêmes circonstances anatomiques qu'il faut rattacher l'existence de l'*ascite* et des *dilatations veineuses sous-cutanées* qu'on observe chez un petit nombre de malades. Ces phénomènes appartiennent surtout à l'oblitération générale des branches de la veine porte par un processus lent et prolongé; il n'en est pas ainsi dans la pyléphlébite suppurative, qui peut d'abord ne pas entraver complètement le passage du sang et accomplit son évolution en un délai très limité, ne laissant pas à la circulation collatérale le temps de s'établir.

Les *troubles gastro-intestinaux* n'ont qu'une importance secondaire; les causes multiples dont ils peuvent relever leur enlèvent toute signification précise. Au début pendant l'invasion de la fièvre, on note fréquemment des vomissements bilieux; la lésion primitive, la péritonite concomitante peuvent aussi bien les justifier que la pyléphlébite. La

diarrhée est habituelle ; si elle n'existe dès le commencement elle survient tôt ou tard. On conçoit que les altérations
du système porte doivent avoir quelque influence sur son
développement ; la tension vasculaire est modifiée sur
toute l'étendue de la muqueuse, la sécrétion biliaire est plus
ou moins troublée, l'absorption intestinale est en souffrance,
sans compter qu'à une période plus avancée, elle viendra
avec tout le cortège des symptômes de l'hecticité. Les selles
ne sont d'ailleurs presque jamais décolorées, la bile conti-
nuant à être versée en certaine quantité dans l'intestin ; parfois elles contiennent un peu de sang.

Les recherches que nous avons faites ne nous ont fourni
aucune donnée nouvelle sur l'*état des urines* dans le cours
de la pyléphlébite suppurative. En dehors des caractères
qu'elles empruntent à l'élimination du pigment biliaire, nous
avons trouvé peu d'indications sur les résultats de l'analyse
quantitative ou qualitative ; un certain nombre d'auteurs ont
noté l'absence de sucre, deux ou trois à peine ont parlé de
l'urée.

Cependant Ledien dit que « le taux de l'urée est très
abaissé » et plus loin il écrit : « Chose digne de remarque,
depuis le commencement des accidents, la quantité d'urée
diminue progressivement comme s'il s'agissait d'un ictère
grave ou d'une cirrhose ». Nous ne voulons nullement nier
la réalité de cette assertion, mais nous craignons qu'elle ne
repose sur aucun fait précis. Au cours de sa seconde observation il note que « les urines sont rendues en quantité
presque normale, 1,100 grammes en vingt-quatre heures.
Ces 1,100 gr. ne contiennent que 15 gr. 25 d'urée. » C'est
la seule analyse qu'il ait pratiquée ; il en rapproche celle
faite par Quenu pour un seul jour et qui donna 10 gr. d'urée,

par litre, la quantité d'urine des vingt-quatre heures étant inconnue.

Dans l'observation de Michel, on trouve aussi un examen isolé; le taux de l'urée n'était que de 7 gr. par litre, mais on n'avait pas recueilli les urines des vingt-quatre heures.

Nous accorderons volontiers que, au cours de la pyléphlébite suppurative, la sécrétion urinaire est généralement diminuée; mais les données précédentes sont trop incertaines pour nous autoriser à en tirer une conclusion; d'autant plus qu'il s'agirait ni plus ni moins que de déterminer quelle est la part qui revient à la circulation porte dans la fonction uropoiétique du foie. Nous restons d'autant plus réservé en présence des résultats précédents qu'ils sont tout opposés à ceux que nous avons obtenus : dans une première analyse nous avons trouvé 30 gr. d'urée pour les vingt-quatre heures, le malade avait eu la veille un fort frisson avec des températures élevées; à la seconde analyse venant après une journée où la température n'avait pas atteint 39° les urines des vingt-quatre heures contenaient 25 gr. d'urée.

Marche. Pronostic. — La pyléphlébite suppurative, à partir du moment où elle est annoncée par l'apparition des frissons et de la douleur, a une marche très rapide : l'état général s'altère promptement, le sujet s'amaigrit, ses forces s'épuisent, il tombe dans l'abattement et il succombe quelquefois avec des symptômes de péritonite généralisée, le plus souvent avec des phénomènes d'hecticité qui finissent par dominer la scène.

La durée moyenne, d'après notre relevé d'observations, entre le début présumé de la pyléphlébite et la terminaison fatale est de quatre à cinq semaines. En deçà et au delà de ce chiffre, qui répond à la grande majorité des cas, on peut voir la mort survenir en quelques jours ou être différée jusqu'à plusieurs mois. Le Dʳ Leudet a bien signalé ces formes lentes de la maladie, qui d'après lui répondent plus spécialement aux pyléphlébites secondaires aux affections du foie.

Bien que tous les faits sur lesquels nous nous appuyons dans cette étude aient eu une terminaison fatale, nous n'oserions affirmer que la pyléphlébite suppurative soit nécessairement mortelle. A cause même des incertitudes du diagnostic, les observations ne sont publiées sous ce titre qu'autant que l'examen cadavérique est venu en démontrer l'exactitude ; mais il n'est nullement inadmissible que la plébite purulente limitée à quelques branches de la veine porte puisse aboutir à la guérison. Cette hypothèse ne saurait atténuer l'absolue gravité du pronostic, et pour le clinicien la pyléphlébite suppurative reste une maladie mortelle parce que, quand il la reconnaît, c'est qu'elle a pris une extension incompatible avec une issue favorable et contre laquelle malheureusement toutes les ressources de la thérapeutique sont illusoires.

DIAGNOSTIC.

L'étude sémiologique que nous venons de présenter nous
dispense de revenir sur les symptômes qui guideront le plus
sûrement dans le diagnostic. Aucun d'eux ne suffit, mais
emsemble ils permettent fort bien de reconnaître la maladie,
surtout lorsqu'on sait bien tenir compte des antécédents du
sujet. Les recherches que nous avons faites ont précisément
l'avantage de mettre en relief les conditions étiologiques les
plus favorables à la production de la pyléphlébite suppurative, et en particulier la place qu'y occupent les lésions du
cæcum.

Nous savons bien qu'en certains cas ces affections primitives dissimuleront un peu l'invasion de la complication ;
mais en somme quand on verra ces frissons irréguliers et
persistants associés à de l'ictère, avec une douleur vive au
niveau de l'épigastre et de l'hypochondre droit, une augmentation notable et très rapide du volume du foie et de la rate,
on ne pourra douter que le foie soit en jeu.

Or derrière ces symptômes que peut-il se passer dans le
foie, si ce n'est un travail de suppuration ? Nous laisserons
donc de côté la thrombose de la veine porte et la fièvre intermittente qui ne sont pas l'objet de réelles difficultés de
diagnostic ; et nous chercherons dans quelle mesure et sur
quelles bases il est possible d'établir un diagnostic différentiel
avec les divers processus suppuratifs qui peuvent envahir le
foie. La discussion se restreint ainsi à l'infection purulente, à
l'angiocholite suppurée, aux abcès du foie.

Par plus d'un point l'*infection purulente* prête à la confusion : si les accidents survenaient dans le cours d'une inflammation péricæcale dont on aurait reconnu l'existence, on pourrait être fort embarrassé d'y voir une phlébite porte plutôt qu'une pyohémie ; cette dernière peut, en effet, par ses déterminations hépatiques provoquer des désordres semblables à ceux de la pyléphlébite, de l'ictère, de la douleur, avec une fièvre aussi irrégulière. Le plus souvent cependant elle a des localisations multiples, on en rencontre du côté des poumons, des articulations, etc., et à cette diffusion des phénomènes on ne saurait méconnaître l'infection purulente. Ce sont des caractères analogues et en particulier l'examen du cœur par l'auscultation qui empêcheront toute erreur dans le cas d'endocardite septique.

Nous avons vu que la lithiase biliaire pouvait provoquer à titre de complication une *angiocholite suppurée* ou une pyléphlébite suppurative, et que dans certains cas l'inflammation purulente pouvait atteindre à la fois les canaux biliaires et les veines ; dans cette dernière circonstance il est évident que le diagnostic ne saurait atteindre une grande précision. Chez un sujet notoirement calculeux, l'apparition de phénomènes fébriles intermittents avec ictère, hépatalgie, éveille naturellement l'idée d'un complication inflammatoire du côté des voies biliaires : ici la condition étiologique est tout en faveur de l'angiocholite suppurée ; et il y aura bien des chances pour que cette opinion soit exacte si la fièvre se déroule avec cette allure un peu spéciale qu'a signalée le Professeur Charcot.

Si, au contraire, les accidents offrent une certaine acuité, si la fièvre est tout à fait irrégulière, avec une tuméfaction très marquée de la rate et une dilatation des veines abdominales, on ne pourra encore que soupçonner une participation des veines à l'inflammation.

Lorsque les renseignements sur les antécédents du malade n'interviendront plus pour peser sur notre jugement, ce sera uniquement par l'appréciation des divers symptômes qu'on pourra arriver à trancher les incertitudes et à poser un diagnostic de probabilité. Ce que nous avons dit de la fièvre symptomatique de la pyléphlébite comparée à la fièvre intermittente hépatique trouvera à ce moment toute son utilité ; ajoutons à cela que l'ictère intense appartient plutôt à l'angiocholite ; l'accroissement rapide et considérable des dimensions du foie et de la rate, l'ascite, l'exagération de la circulation veineuse abdominale sont au contraire des signes qui relèvent de la pyléphlébite ; enfin dans cette dernière les accidents ont une marche plus précipitée.

La circonstance étiologique va avoir une bien plus grande importance pour le diagnostic avec les *abcès du foie*. Dans nos pays nous ne les voyons guère succéder qu'au traumatisme et à la dysentérie ; et si çà et là on rencontre quelques faits qni échappent à cette règle, ils sont exceptionnels. Notons seulement, sans accorder une valeur absolue à ces caractères, l'absence ordinaire d'ictère et de gonflement splénique, le type fébrile assez régulier qu'on attribue à l'abcès du foie, enfin la marche plus lente, et à ce propos nous pouvons rappeler le sujet de Hénoch-Gluge, qui présentait depuis deux ans des symptômes dépendant de l'abcès du foie, lorsqu'il fut pris d'accident aigus qui l'enlevèrent rapidement ; l'autopsie fit reconnaître un gros abcès du foie au voisinage duquel s'était développée une pyléphlébite suppurative.

ANATOMIE PATHOLOGIQUE.

Nous laisserons de côté, en décrivant l'anatomie pathologique de la pyléphlébite suppurative, tout ce qui appartient
aux affections originelles ; les pyléphlébites d'origine extra-
hépatique sont celles qui conviennent le mieux pour étudier
les lésions et leur mode de développement. En nous ap-
puyant sur ces cas nous décrirons donc : 1° l'état du système
porte depuis ses racines jusqu'à ses dernières branches ; 2° les
lésions secondaires qu'engendre la suppuration veineuse,
soit localement dans le foie lui-même ou le péritoine avoisinant, soit à distance dans la rate et le poumon.

L'examen des veines nous y montre toutes les altérations
propres à la phlébite purulente en général. Elle contiennent
des thrombus plus ou moins volumineux oblitérant en partie
ou en totalité leur calibre sur une longueur variable ; souvent ces thrombus sont en voie de ramollissement puriforme.

Avec ces concrétions, qu'on rencontre fréquemment au niveau du tronc porte où de l'une de ses branches de bifur-
cation, les canaux veineux sont remplis de liquide tantôt
franchement purulent, tantôt rougeâtre, épais et grumeleux.

Les parois de la veine sont épaissies, béantes à la coupe,
le vaisseau est élargi. En suivant les branches de la veine
porte dans l'épaisseur de la glande, on les trouve gorgées
de pus ; mais il est à remarquer que la suppuration envahit
de préférence la branche droite, la branche gauche est

beaucoup moins atteinte et souvent tout à fait respectée. Lorsqu'on pratique des coupes sur le foie, on découvre un grand nombre de foyers laissant échapper une matière purulente quelquefois assez peu fluide pour ne s'écouler que sous la pression du doigt ; ces foyers sont nettement limités à la lumière du vaisseau très dilatée. La membrane interne a pris une coloration grisâtre, ardoisée, elle a perdu son aspect poli et, par places, elle est le siège d'érosions et même d'ulcérations assez profondes.

En suivant les racines de la veine jusqu'au niveau de la lésion originelle, on la voit souvent se perdre dans une collection purulente. Dans certains cas, la communication de la veine avec la collection était bien manifeste (Ledien, Frerichs) ; Moers, Malmsten et Aufrecht signalent aussi cette communication pour la veine iléo-cæcale avec le foyer iliaque, mais il est bien difficile d'affirmer qu'elle existe, d'autant plus qu'on a ordinairement quelque peine à retrouver le vaisseau au milieu de cette gangue inflammatoire. Dans les nombreux cas où la phlébite partait de la région péri-cæcale, les lésions se présentèrent telles que nous les décrivons dans notre observation : en suivant la veine mésentérique, on la voyait aboutir à un foyer purulent ; à ce niveau, ses parois épaissies se confondaient avec le tissu cellulaire environnant qui était infiltré et induré ; la lumière du vaisseau était en partie comblée par des caillots et du pus ; en remontant vers le tronc porte, on trouvait la grande mésaraïque également remplie de pus et de caillots fibrineux sur tout son parcours, adhérente au tissu cellulaire environnant. Bull, dans un cas de pyléphlébite consécutive à un ulcère rond, trouva du pus dans les veines stomacales. Toutes les fois que l'examen cadavérique a été re-

laté d'une manière complète, nous avons noté cette continuité des lésions à travers le système porte depuis la racine
primitivement envahie jusque dans les branches intra-hépatiques.

Il est bien exceptionnel que le foie ne soit pas augmenté de
volume et de poids : nous n'avons guère rencontré d'observations où l'on n'ait pas signalé cette augmentation ; elle est
toujours très accusée et parfois assez considérable pour que
les dimensions de l'organe soient doublées.

A l'œil nu sur des coupes pratiquées en divers sens dans
l'épaisseur de la glande, on peut déjà reconnaître que l'inflammation purulente des branches veineuses a déterminé dans
le parenchyme environnant des lésions dont on peut suivre
tous les degrés de développement. Bien que nos observations ne renferment pas toujours des détails suffisants sur
l'existence, la nature et l'étendue de ces lésions parenchymateuses, nous avons cependant pu en réunir un certain
nombre qui sont assez explicites a ce sujet.

Plusieurs auteurs ont expressément noté l'absence de
toute collection purulente dans la substance même du foie
et l'aspect parfaitement sain des régions péri-veineuses
(Ferréol, Michel, Frerichs, Schœnlein). Sur le foie que
nous avons examiné, il paraissait bien en être ainsi à l'œil
nu : ni les coupes transversales, ni les incisions longitudi-
nales des veines ne nous ont fait reconnaître la présence du
pus en dehors des altérations vasculaires. D'autres fois on a
simplement signalé que le tissu était ramolli autour des
veines (Ledien, Hillairet, Lambron) : ce pouvait être là une
altération cadavérique, à laquelle on ne saurait attacher une
grande signification.

Fréquemment les branches de la veine-porte subissent des dilatations ampullaires qui, gorgées de pus, apparaissent comme des abcès, on peut facilement constater que ces collections sont limitées par une membrane en continuité avec la paroi veineuse ; mais on rencontrera d'autre part des foyers qui sont manifestement creusés aux dépens du parenchyme hépatique. Nous regrettons vivement que les observateurs n'aient pas assez tenu compte de cette distinction, lorsqu'ils parlent de ramifications veineuses aboutissant à des abcès et communiquant avec eux ; le plus souvent leur description s'en tient à ces termes. Il est néanmoins vraisemblable que ces collections doivent se développer aux dépens du tissu glandulaire. D'après Cornil et Ranvier, « sur le trajet de branches moyennes et de petit calibre de la veine, on trouve de véritables abcès ovoïdes, arrondis ou irréguliers, dont la paroi, au lieu d'être formée par les tuniques veineuses, est constituée simplement par le tissu hépatique après la destruction suppurative de la paroi vasculaire ». L'étude des lésions histologiques viendra tout à fait à l'appui de cette opinion. On rencontre d'ailleurs des abcès dont les grandes dimensions ne sauraient être expliquées autrement (Follin, Waller). Enfin nous pourrions citer différents cas où il y avait un envahissement manifeste de parenchyme hépatique par le processus suppuratif : celui de Leudet dans les Archives de médecine est un des plus démonstratifs ; à la surface du foie, on observait de nombreux foyers purulents n'offrant pas de membranes qui tapissaient leurs parois, celles-ci étaient inégales et anfractueuses. Les observations de Bernheim, de Dujardin-Beaumetz, de Traube montrent également que l'inflammation purulente avait franchi les limites formées par les parois veineuses.

Celles de Kussmaul, de Fraentzel, de Chauffard établissent
même nettement les relations entre la phlébite et les abcès
parenchymateux qui étaient développés autour des parois
vasculaires ulcérées et détruites par la suppuration.

Une particularité intéressante à signaler, c'est l'absence
constante de toute lésion appréciable du côté des veines sus-
hépatiques ; presque tous les observateurs ont noté cette dé-
marcation précise du processus au niveau de l'appareil lobu-
laire.

En dehors du foie, la pyléphlébite retentit surtout sur la
rate et le péritoine. L'engorgement splénique est presque
aussi fréquent que l'augmentation de volume du foie. Le péritoine, soit autour du foie, soit sur le trajet des veines, est
habituellement gagné par l'inflammation, et parfois ces pé-
ritonites partielles peuvent s'étendre et se généraliser à toute
la séreuse.

Ce qu'il y a de remarquable dans l'histoire anatomique de
la pyléphlébite suppurative, c'est l'excessive rareté des suppurations métastatiques en dehors du territoire de la veine
porte. Si nous exceptons les cas de Dance et de Waller,
nous trouvons que quatre fois seulement dans toutes les autopsies que nous avons relevées, il existait quelque abcès
métastatique éloigné (Bull, Budd, Malmsten et Hoffmann) ;
dans ces quatre cas, ils avaient pour siège exclusif le poumon. Pour expliquer cette localisation, nous serions fort
tenté d'admettre que quelque foyer hépatique s'était fait
jour dans une veine sus-hépatique et que le transport de
matières purulentes jusqu'au poumon, où elles avaient été
arrêtées, avait déterminé ces suppurations secondaires..Il
ne s'agit donc pas là d'infection purulente, et, même dans
ces cas, la pyléphlébite suppurative ne peut être l'objet

d'aucun rapprochement avec le processus pyohémique. Ce n'est à pas dire qu'elle ne puisse survenir à titre de complications, le cas de Dance nous semble en être un exemple, mais alors ce sont deux maladies tout à fait distinctes. Chez le sujet de Waller, le rein droit présentait seul plusieurs petits abcès qui avaient peut-être été causés directement par le phlegmon iliaque avoisinant.

Nous sommes bien pauvres en documents histologiques relativement à la pyléphlébite suppurative. Pourtant il n'y a guère que l'examen microscopique qui puisse nous faire saisir les différentes phases que parcourt l'inflammation veineuse, depuis le moment où elle envahit le vaisseau jusqu'à celui où les lésions, rayonnant au delà de leur foyer primitif, gagnent et détruisent le parenchyme glandulaire.

Cornil et Ranvier nous donnent, d'après plusieurs examens personnels, une description très nette des premières phases de la phlébite purulente dans les branches de la veine porte. A un premier degré, « la membrane interne de la veine est épaissie, tomenteuse, végétante et infiltrée de cellules lymphatiques ; la tunique moyenne est également ment altérée, ainsi que la tunique externe. » A un degré plus avancé, « la périphlébite se propage à tout le tissu conjonctif périphérique dont les faisceaux sont séparés par ce dépôt de cellules lymphatiques. La tuméfaction des parois veineuses et du tissu conjonctif circonvoisin fait que la veine est augmentée considérablement de volume et qu'elle comprime des îlots hépatiques voisins. Ces derniers s'aplatissent, prennent sur une section la figure de croissants dont la cavité est en rapport avec la circonférence de la veine, et les cellules hépatiques sont également aplaties et disposées parallèlement à la direction de la surface des lobules comprimés.

Dans les parties où l'on a affaire à des abcès d'un diamètre plus considérable, la suppuration a détruit d'abord les
couches végétantes de la membrane interne de la veine, d'où
il est résulté une cavité plus grande remplie de pus. La paroi moyenne résiste assez longtemps, mais elle peut, elle
aussi, être entamée et détruite par la continuité de la suppuration qui se limite alors au tissu conjonctif hépatique induré
qui l'entoure.

Par ce processus suppuratif et destructif des parois de la
veine, la pyléphlébite peut donner naissance à des abcès
qui sont limités à un moment donné par les îlots hépatiques voisins. C'est surtout au niveau des petites branches
de la veine porte que ce résultat s'observe, parce que les
parois veineuses sont là moins résistantes que sur les plus
gros troncs. »

Sur les préparations provenant de notre sujet, on pouvait bien suivre le développement des lésions dans les parois veineuses, puis dans les régions péri-veineuses.

Dans les grands espaces portes à côté de veines présentant surtout les caractères de l'inflammation adhésive, on
en trouvait d'autres dont les parois épaissies, dilatées,
bourgeonnantes à leur surface interne, étaient infiltrées par
des cellules lymphatiques ; ailleurs même, sur un point de
leur circonférence les tuniques avaient disparu et étaient
remplacées par un dépôt de ces cellules qui diffusait jusque
sur le pourtour des vaisseaux. Le long de ces veines d'un
certain calibre dans le stroma conjonctif qui les engaine,
on découvrait des cellules embryonnaires tantôt éparses,
tantôt amassées en foyers péri-vasculaires. En dehors de

ces grands espaces, dans les petits espaces interlobulaires, il existait des traînées de cellules lymphatiques ou bien des petits dépôts circonscrits par plusieurs lobules ; mais à leur niveau on ne découvrait généralement aucun vaisseau, soit qu'il n'ait pas été compris dans la préparation, soit que par suite de ses petites dimensions et de sa faible résistance, ainsi que le remarque Cornil, il ait été détruit par le processus suppuratif.

Nous avons vu tout à l'heure que des veines d'un certain calibre se laissaient perforer sur certains points ; rien d'étonnant que lorsque les petites branches terminales sont atteintes elles disparaissent entièrement. Dans l'observation de Chauffard, ces différences d'altérations entre les veines de gros et de petit calibre sont également bien indiquées ; ce sont donc surtout ces dernières qui forment le point de départ des abcès parenchymateux.

Dans le cas précédent, les veines centrales des lobules n'offraient pas trace de lésions inflammatoires ; Ledien, dans le court examen histologique qu'il rapporte, note également que les veines sus-hépatiques contenaient quelques thrombus, mais n'étaient le siège d'aucune altération inflammatoire ; sur nos préparations, ces veines nous ont aussi paru intactes.

Nous ajouterons que dans les grands canaux portes, nous avons trouvé un grand nombre de conduits biliaires plus ou moins oblitérés par l'angiocholite catarrhale ; tandis que chez le sujet de Chauffard, qui n'avait précisément pas présenté d'ictère, les canaux biliaires ne paraissaient être le siège d'aucune lésion.

Considérations sur les suppurations du foie. — Si

maintenant nous sortons un peu de la question pour en étendre le champ, nous remarquerons que les suppurations dans le foie peuvent avoir deux localisations originelles bien distinctes : les voies biliaires et les branches de la veine porte. De là le processus franchissant les limites du système où il a pris naissance, rayonne plus ou moins loin dans l'épaisseur même du parenchyme glandulaire et y provoque des altérations secondaires dont nous avons pu apprécier les différents degrés pour la pyléphlébite suppurative.

On pourrait donc, sans cependant prétendre à une systématisation absolue, distinguer parmi les inflammations suppuratives du foie : 1° *des suppurations d'origine biliaire ;* 2° *des suppurations d'origine veineuse.*

Avec la pyléphlébite suppurative, nous avons étudié le type de ces dernières. Ce qui nous a particulièrement frappé dans cette étude, c'est le mode de développement de cette pyléphlébite, toujours consécutive à quelque affection plus ou moins éloignée. Lorsqu'elle prend naissance au niveau des racines de la veine porte, elle peut bien dépendre de quelque lésion ulcéreuse siégeant dans l'estomac ou l'intestin, mais ce n'est pas là sa cause immédiate ; toujours au voisinage de cette lésion, il s'est développé dans le péritoine ou dans la couche sous-séreuse un foyer d'inflammation purulente, et de là part la phlébite pour s'étendre de proche en proche, par continuité, jusqu'au foie. Les branches intra-hépatiques de la veine porte sont plus ou moins altérées ; des lésions se développent à leur voisinage dans les espaces portes, mais c'est surtout au niveau des branches terminales que le processus suppuratif étend son action destructive jusqu'au tissu glandulaire pour y creuser des abcès parenchymateux. En un mot, le point de départ, le mode ıde propagation et les désordres secondaires dans le foie, tels sont les points sur lesquels nous croyons utile d'insister.

L'enchaînement des lésions est évident, on les suit pas à pas depuis l'altération primitive dans l'intestin jusqu'à l'altération secondaire dans le parenchyme hépatique.

Nous avons rencontré d'autres faits dans lesquels ces liens, bien que non douteux, n'étaient plus aussi manifestes : les plus curieux sont ceux de Payne et de Netter, que nous rapportons plus loin ; il s'agissait d'une lésion limitée de l'appendice produite par une épingle dans les deux cas ; on trouva dans le foie des collections purulentes volumineuses et le système porte était intact. Dans ces cas très certainement, l'appendice vermiforme était le point de départ des altérations du foie, et les relations entre les deux ne pouvaient s'être faites par une autre voie que la veine mésentérique, ni par un autre mécanisme que celui de l'embolie. Mais ce qu'il y a de remarquable : c'est que la phlébite et le foyer de suppuration originel, qui coexistent toujours dans les autres cas, ont fait tous les deux défaut ; c'est aussi l'importance des lésions parenchymateuses relativement au peu d'étendue de l'affection primitive qui n'était qu'une ulcération superficielle chez le malade de Netter et une légère inflammation chez celle de Payne.

Ainsi les mêmes lésions intestinales retentissent d'une façon différente sur le foie suivant qu'elles sont restées superficielles ou qu'elles ont provoqué profondément des altérations de voisinage dans les couches sous-péritonéales. Nous rapprocherons de ce fait cette autre particularité que les ulcérations typhoïdes ont quelquefois été compliquées de foyers de suppuration dans le foie sans pyléphlébite in-

termédiaire, ce qui semble aussi bien démontrer que les ulcérations intestinales provoquent des suppurations du foie
suivant un mode pathogénique spécial.

Cependant, en comparant ces derniers faits à ceux que
nous avons étudiés dans ce travail, nous croyons que si la
filiation pathologique des accidents ne se déroule pas avec
la même netteté dans les uns et dans les autres, ils n'en
sont pas moins identiques au fond. La pyléphlébite s'étend
de proche en proche, puis amène par propagation de contiguïté des suppurations parenchymateuses ; dans les cas précédents, le système veineux est nécessairement aussi en jeu,
mais il ne l'est que dans ses divisions terminales, si bien que
les altérations vasculaires primitives échappent comme elles
échappaient au niveau des foyers de suppuration que nous
avons décrits dans les espaces interlobulaires sur des foies
atteints de pyléphlébite.

Si nous ne craignions de nous égarer en abordant une
question aussi délicate que complexe, nous tenterions d'étendre ces considérations à la pathogénie de l'hépatite suppurée dont le point de départ vasculaire a été si controversé ;
mais ne pouvant plus nous appuyer sur des faits, nous tom-
berions dans le monde des hypothèses, contrairement à toutes les règles que nous nous sommes imposées pendant ce
travail.

OBSERVATIONS.

Observation (personnelle).

**Perforation de l'appendice vermiforme. Abcès péri-cæcal.
Pyléphlébite suppurative.**

Le nommé Gaidet, âgé de 31 ans, entre le 1er mars 1883 à l'Hô-tel-Dieu, salle Saint-Louis, n° 22 (service du Dr Gallard). Il est né en Savoie où il a habité jusqu'à son arrivée à Paris il y a qua-torze mois. C'est un sujet vigoureux, ne possédant ni antécédents héréditaires directs, ni antécédents pathologiques personnels ; on ne découvre en particulier dans son passé ni impaludisme, ni dysenté-rie. Il a des habitudes alcooliques, mais au moment où il tomba malade il n'avait commis aucun excès.

Dix jours avant son entrée, après avoir subi un refroidissement étant en transpiration, il fut pris de courbature générale, de fièvre avec céphalalgie, perdit entièrement l'appétit, resta constipé depuis ce moment, et ressentit des douleurs abdominales sans localisation bien précise ; puis il jaunit peu à peu.

Le jour de son entrée ce malade se présente avec de l'ictère et de la fièvre. Toute la peau est jaunâtre, les conjonctives sont for-tement teintées ; le ventre est un peu balloné, l'épigastre doulou-reux ; le foie est gros, dépasse le rebord costal, et la matité dans la ligne mamelonnaire est très étendue ; l'hypochondre n'est pas sensible à la pression ; quelques veines cutanées et abdominales sont plus apparentes qu'à l'état normal. La langue est humide et saburrale, l'inappétence est complète. Le soir, le pouls plein bat à 96, et la température est à 39°. On ne découvre rien à l'ausculta-tion du poumon et du cœur. Les urines sont un peu foncées, fé-briles, mais elles ne présentent à l'analyse ni pigment biliaire, ni albumine. Il y a une grande prostration générale.

Le lendemain matin on lui administre un purgatif salin, et on le soumet au régime lacté.

Les jours suivants, l'état général reste aussi mauvais ; la fièvre persiste, des frissons surviennent avec stade de sueurs abondantes. L'inappétence persiste, les selles sont rares et décolorées ; les urines sont foncées, ne contiennent pas d'albumine, l'acide nitrique y révèle passagèrement un peu de pigment ; la peau garde une teinte ictérique très nette.

Le 2. T. M. 38,8 ; T. S. 40°.

Le 3. T. M. 39,4 ; T. S. 39,6.

Le 4. T. M. 38,8 ; T. S. 39,8.

Le 5. T. M. 38,6 ; T. S. 40,4 ; P. 104. Dans l'après-midi, le malade a eu deux grands frissons suivis de sueurs abondantes.

Le 6. T. M. 39,8 ; T. S. 40,6.

Il y a encore eu un frisson très prolongé dans l'après-midi.

Le 7. T. M. 39,8 ; T. S. 39,9.

Le 8. T. M. 39,6 ; T. S. 39,5.

Le 9. T. M. 39 ; T. S. 39,6 ; P. 136 ; R. 60.

L'état général est très mauvais, le malade reste dans une grande prostration, la respiration très fréquente est cependant régulière, le pouls est très petit ; durant tous ces jours derniers les frissons n'ont pas manqué de survenir à chaque après-midi. Il y a de la diarrhée et les selles sont décolorées. A l'auscultation on perçoit quelques râles humides aux bases, mais les poumons sont libres. On prescrit du sulfate de quinine à la dose de 75 centigr.

Le 10. T. M. 38,8 ; T. S. 39,6 ; P. 110. R. 42.

Le 11. T. M. 38,4 ; P. 96 ; T. S. 39,2 ; P. 96 ; R. 32.

Même état de prostration entrecoupée par quelques instants d'agitation, le ventre est ballonné, non douloureux, le foie est toujours gros, la rate ne paraît pas tuméfiée, et il n'y a pas d'ascite. Le sulfate de quinine administré depuis deux jours n'a eu aucun effet sur la fièvre. On recueille pour les 24 heures 1 litre d'urine foncée ne contenant pas d'albumine et donnant 33 gr. d'urée.

Les jours suivants, l'état reste le même avec de la fièvre et des frissons plus ou moins marqués dans l'après-midi ; l'analyse de l'urine ne révèle ni albumine, ni pigment biliaire, l'urée reste toujours dans les mêmes proportions. Les selles sont moins décolorées.

Le 12. T. M. 39° ; T. S. 38,8.

Le 13. T. M. 38° ; T. S. 40,4 ; P. 115.

Gendron.   4

Le 14. T. M. 38,8; T. S. 39,8.

Dans la nuit, épistaxis peu abondante.

Le 15. T. M. 38,8; T. S. 39,4.

Le 16. T. M. 40,2; T. S. 38,4.

Le 17. T. M. 38,8; T. S. 38,6,

Le 18. T. M. 38,8; T. S. 38,4.

Le malade a un peu de délire, les selles contiennent un peu de sang.

Le 19. T. M. 38,6; T. S. 39,4; P. 130; R. 50.

Le malade est toujours dans l'abattement avec rêvasserie ; dans l'après-midi, il a encore un frisson, le regard est terne, la langue sèche, il n'a pas uriné de la journée. Les poumons s'engorgent et on lui applique des ventouses sèches.

La quantité d'urine des 24 heures recueillie le matin était de un litre, contenant 25 gr. d'urée.

Mort le 20 mars au matin.

Autopsie. — Le péritoine contient un peu de sérosité citrine, il est d'ailleurs sain ; pour examiner les voies biliaires dans toute leur étendue, le foie est enlevé avec le duodénum; en extirpant ce dernier et en coupant le pancréas, on voit s'écouler un flot de pus. Lorsque ces viscères sont sortis de la cavité abdominale on peut constater que ce pus s'est écoulé par la lumière de la veine porte ; on voit alors en ouvrant ce vaisseau qu'il contient sur une étendue de 10 cent. environ un caillot adhérent à sa paroi, grisâtre et ramolli par places, le comblant presque au niveau de son origine. Des sinus de la veine porte, le pus s'échappe à flots, les branches de la veine en sont également gorgées et tous ces canaux sont énormément dilatés. La surface interne des parois veineuses a perdu son aspect libre et poli ; la tunique interne présente de petits tractus blanchâtres ; aussi loin qu'on va, les parois veineuses limitent un contenu purulent grisâtre et nulle part elles ne sont détruites.

Le foie est très volumineux, il pèse 3 kil. 50, sa surface est lisse, de couleur normale. Sur les coupes, le tissu hépatique ne paraît pas altéré, mais on met à jour des espaces portes d'où s'écoule du pus; on peut remarquer que ces collections liquides répondent dans l'espace porte à la lumière de la veine sectionnée et sont limitées par ses parois très dilatées. C'est surtout au centre des deux lobes, et plus particulièrement dans le lobe droit, qu'on découvre ces foyers de pyléphlébite ; à l'œil nu le tissu environnant la veine ne paraissait pas altéré. Les veines sus-hépatiques ne présentaient aucune lésion. Il n'y avait dans les voies biliaires ni calculs, ni trace d'angiocholite. Au niveau du hile du foie il existait quelques gros ganglions lymphatiques.

En examinant le mésentère sectionné pour detacher le duodénum, on vit de son épaisseur s'écouler un peu de pus provenant d'une veine qui avait été coupée. Le mésentère étant enlevé avec toute la masse intestinale, on a pu suivre cette veine et la voir aboutir à l'angle de réunion du cæcum et de l'iléon ; dans sa cavité elle contenait du pus et des caillots adhérant à ses parois épaissies et difficiles à isoler. En arrière et en dedans du cæcum il y avait un petit foyer putrilagineux, bien circonscrit, auquel aboutissait la veine enflammée sans qu'on pût déterminer s'ils communiquaient ensemble. Ce foyer à parois grisâtres irrégulières ne contenait aucun corps étranger. L'iléon et le cæcum étaient parfaitement sains, leur muqueuse n'offrait aucune altération. Mais un stylet enfoncé dans l'orifice de l'appendice aboutissait au foyer, et en ouvrant cet appendice suivant sa longueur, on pouvait voir que son extrémité se perdait dans ce foyer qui avait été le point de départ de la phlébite.

L'*examen histologique* du foie a été pratiqué sur divers fragments pris dans des régions inégalement atteintes. Sur de larges coupes, colorées au picro-carmin, la topographie des lésions se prête à une division de ces derniers en *lésions lobulaires* et *lésions des canaux portes*.

Avec un faible grossissement, on découvre que les lobules sont le siège d'altérations communes à presque tous ; c'est une dégénérescence graisseuse très avancée. En tous les points des préparations, cette dégénérescence apparaît avec les mêmes caractères d'intensité et de localisation. Elle porte sur la partie centrale du lobule ; à ce niveau, les cellules hépatiques n'ont plus réagi au picro-carmin, elles offrent des dimensions considérables pour quelques-unes et ce reflet spécial au genre d'altération qui s'y est fait ; à la périphérie, au contraire, on remarque une mince zone formée de cellules bien teintées par le réactif colorant et n'ayant nullement participé au processus qui a si profondément atteint les zones concentriques. Ces lésions, vues avec un grossissement qui permet d'embrasser l'ensemble de la préparation, frappent surtout par leur généralisation à presque tous les lobules et par leur mode de distribution uniforme dans ces lobules.

Les espaces portes sont le siège d'altérations qui atteignent les veines, les conduits biliaires, la gangue conjonctive dans laquelle les uns et les autres sont plongés. Elles sont surtout communes et manifestes dans les grands espaces.

Les branches de la veine porte sont très profondément altérées, et pour quelques-unes ces altérations sont plutôt celles d'une inflammation lente et ancienne. Dans ce cas, on trouve les parois très épaissies, la tunique interne bourgeonnante et la lumière du vaisseau très rétrécie ; sur certaines coupes, elle est même oblitérée par un thrombus. Par contre, en d'autres points, les veines présentent des lésions plus en rapport avec l'acuité du processus, dans leur cavité on peut trouver çà et là quelques amas de globules rouges et blancs ; leurs tuniques sont infiltrées par des cellules embryonnaires ; en examinant des sections transversales des veines, on découvre que sur certains points ces tuniques disparaissent au milieu d'un foyer de ces cellules, ce foyer pariétal peut se continuer avec une abondante infiltration par les mêmes éléments de la gangue conjonctive contiguë à la veine. Ailleurs, la paroi épaissie et infiltrée par quelques cellules embryonnaires n'est pas détruite, et cependant à sa périphérie il s'est fait une accumulation en foyer de ces cellules.

Sur bon nombre de points, on retrouve ces productions cellulaires sous forme de foyers ou de traînées, mais il n'est pas toujours facile de déterminer leur relation avec les branches veineuses qui doivent en avoir été le point de départ. C'est ainsi qu'au milieu des groupes d'îlots hépatiques, dans les espaces interlobulaires, il y a çà et là des amas cellulaires, allongés ou arrondis, limités par des lobules hépatiques et au milieu desquels on ne distingue aucun vaisseau.

Au milieu des espaces portes ainsi agrandis par le développement de l'inflammation veineuse et périveineuse, on trouve un grand nombre de conduits biliaires altérés. Très souvent ils plongent presque entièrement dans un foyer inflammatoire. Leurs parois sont épaissies, et surtout leur lumière est obstruée par un amas de cellules épithéliales déformées ; ce qui domine comme lésion, c'est l'angiocholite catarrhale, et nous trouvons là l'explication de l'ictère. Dans quelques artères de petit calibre, on a pu découvrir de petits thrombus.

En résumé pour le système porte, les lésions fondamentales sont la phlébite adhésive sur quelques points, et dans un grand nombre d'espaces la phlébite suppurative à divers degrés, tantôt marquée par une simple infiltration au milieu des tuniques, tantôt par une destruction de ces tuniques par la pullulation cellulaire qui s'étend ordinairement à la trame conjonctive environnante. Le pus qui à l'autopsie emplissait les branches de la veine porte s'est trouvé chassé des coupes par les manœuvres de la préparation. Ces lésions vasculaires sont-elles contemporaines ? Nous n'avons aucune raison de le nier ou de l'affirmer. Il est fort admissible que les lésions veineuses qui paraissent procéder d'une inflammation lente et ancienne aient été antérieures aux autres ; si on ne croit pas possible qu'elles aient pu se développer dans le court délai répondant aux manifestations symptomatiques de la maladie, on peut supposer que durant une phase antérieure, restée latente, sous l'influence même de la lésion originelle, il se soit fait quelques foyers de phlébite adhésive.

Entre la dégénérescence graisseuse si prononcée qui a envahi les lobules hépatiques et la pyléphlébite, nous croyons difficile d'admettre une indépendance absolue, même en tenant compte des habitudes peut-être alcooliques du sujet. Notre bon ami et intelligent collègue Chantemesse, qui nous a fourni son concours et ses conseils pour l'étude et l'interprétation délicate de ces lésions complexes, partage pleinement cette opinion : que les lésions du système porte ont eu leur retentissement sur la cellule hépatique. Pour en déterminer le mécanisme, nous nous demanderons simplement si les désordres anatomiques survenus dans l'appareil veineux et par suite dans toute la région des canaux portes, n'ont pas en supprimant la circulation veineuse et en entravant plus ou moins la circulation artérielle compromis la nutrition des cellules hépatiques ; et on s'expliquerait ainsi comment par suite de cette circulation insuffisante, ce sont les régions centrales du lobule qui ont le plus souffert, c'est-à-dire les plus excentriques par rapport au sens du courant sanguin. En dehors de cette théorie toute de circonstance, il faudrait peut-être tenir compte de certains faits de pathologie générale ; on sait que la dégénérescence graisseuse est une conséquence commune des suppurations étendues et prolongées, le sang dans ces cas étant l'intermédiaire évident, la suppuration du système porte plus que toute autre doit aboutir à cette conséquence.

Observation de Payne (résumée).

(Transact. of the Path. Soc. of London, 1871, t. XXI, p. 231.)

Abcès du foie consécutifs à une lésion traumatique de l'appendice
vermiforme.

L'observation se rapporte surtout à l'autopsie. On trouva dans
l'appendice vermiforme une épingle entourée d'une concrétion. Les
parois de l'appendice étaient épaissies surtout au niveau de son enveloppe séreuse, mais elles n'étaient pas injectées et ne présentaient aucun signe d'inflammation aiguë. Intestins normaux.

Le foie contenait un gros abcès et deux ou trois autres petits qui
s'ouvraient dans celui-ci. On ne trouva aucune relation entre ces
abcès et les divers systèmes vasculaires du foie. Le lobe supérieur
du poumon gauche renfermait un petit abcès.

L'auteur recherchant le siège primitif de cette suppuration fait
remarquer qu'il fut impossible de trouver les connexions du foyer
avec les branches de la veine porte, il considère cependant comme
probable que ces abcès étaient dus à l'inflammation de la veine
porte, vu la fréquence de ce mode de développement.

Observation de Netter, interne des hôpitaux.

Abcès du foie consécutif à une ulcération de l'appendice cæcal
par une épingle.

(Observation lue à la Société clinique, 1882.)

La nommée Camille Duroy, domestique, âgée de 23 ans, entre le
16 septembre 1882, salle Sainte-Thérèse, n° 25, dans le service de
M. le Dr Barth, suppléant M. Grancher.

Avant ces derniers temps, elle n'a jamais été malade, elle n'est
pas sujette à tousser. Depuis trois jours, elle est mal en train, n'a
pas d'appétit, souffre de la tête et du ventre. Au moment de son
entrée, on constate une éruption rubéolique qui a complètement
disparu le lendemain.

Cependant a santé ne s'améliore pas ; la malade a 39° le soir ; la
langue est chargée. Il n'y a pas de taches rosées, pas de diarrhée,
mais la pression de la fosse iliaque est douloureuse à droite.

Ces signes sont insuffisants pour faire admettre une fièvre typhoïde. On pense volontiers à un simple embarras gastrique ; mais il ne survient pas d'amélioration, malgré l'administration d'un ipéca.

Le 21 septembre, nous examinons avec un grand soin la poitrine et constatons une différence sensible dans l'inspiration du sommet gauche, qui est forte et rude. Pas de modification à la percussion.

Nous sommes donc porté à modifier le diagnostic dans le sens de la granulie.

Les jours suivants, la fièvre persiste, dépassant 34° le soir avec une rémission de huit dixièmes en général le matin. La malade pâlit et maigrit d'une façon marquée. Sueurs nocturnes.

28 septembre. La respiration conserve le même caractère au sommet gauche. A la base du côté droit en arrière, sur une hauteur de quatre travers de doigt, matité ou plutôt submatité. Affaiblissement du murmure vésiculaire. Pas de souffle. Vibrations nulles dans tous les deux poumons.

6 octobre. La matité à droite est devenue plus marquée. Il y a aussi un peu de matité à la base gauche en arrière du côté droit, à la partie inférieure, empâtement qui va jusqu'à la région des lombes. La pression du doigt détermine une dépression qui démontre l'existence d'un œdème.

Le 13. La matité à droite monte jusqu'à l'épine de l'omoplate. Le bord libre du foie est abaissé, il déborde le rebord des fausses côtes de trois travers de doigt. La palpation est douloureuse.

Le 17. La malade est toujours très affaiblie. Son teint est devenu très pâle, comme terreux. Accès fébriles à grande rémission (2° et 3°) ne cédant pas au sulfate de quinine ; douleur modérée. Pas de dyspnée.

En raison du mauvais état, on se décide à tenter une ponction que n'indique pas l'état de la respiration et qui, on le craint, donnera issue à un liquide purulent. Soupçon de nature tuberculeuse. Œdème des parois thoraciques. Fièvre rémittente. Etat général mauvais.

La ponction est faite le 17 au lieu d'élection ; le liquide est extrêmement fibrineux, s'écoule avec grand'peine, se coagule tout de suite, il renferme beaucoup de globules rouges qui lui donnent sa coloration. On ne retire que 100 grammes.

Le 19. L'abaissement du foie paraît plus marqué de jour en

jour. L'état général décline. Frissons tous les jours à heures irrégulières.

Le 28. La limite supérieure de la matité thoracique n'est pas
modifiée.

Le bord libre du foie est bien abaissé ; il est au-dessous du nom-
bril. On sent la face supérieure du foie derrière la paroi abdominale au-dessous du rebord costal. A ce niveau, il y a une fluctua-
tion profonde. Les mouvements d'inspiration donnent lieu à une
sensation de crépitation.

On veut faire immédiatement une ponction au niveau du foie, que
l'on suppose maintenant le siège d'un abcès.

La malade n'y consent que le 30 octobre.

On enfonce le trocart au point qui paraît fluctuant. On retire
300 grammes d'un liquide jaune épais d'odeur très fétide.

Après la ponction, la malade faiblit de jour en jour. Elle meurt
le 1er novembre à 2 heures du matin, n'ayant jamais eu d'ictère ou
d'ascite.

Autopsie le 2 novembre à 8 heures.

A l'ouverture de l'abdomen, écoulement assez abondant de sérosité.

Pas trace de péritonite.

Le foie fait une saillie énorme. Le lobe droit déborde la ligne
médiane, descend en bas jusqu'au niveau de la fosse iliaque. A la
partie supérieure de la partie du foie qui regarde la paroi antérieure, saillie arrondie fluctuante, du volume d'un œuf de dinde, au
niveau de laquelle le foie a une teinte jaune au lieu de la couleur
normale qu'il conserve ailleurs. Un peu plus bas que cette saillie,
trace de la ponction cicatrisée. A ce niveau, caillot noir géla-
tineux.

Le foie pèse 150 grammes.

En incisant la face supérieure du *lobe droit*, on tombe sur une
poche fort volumineuse renfermant au moins deux litres de pus fétide jaunâtre. Le pus fluide ne renferme pas de fausses membranes.
Il y a seulement deux caillots fibrino-purulents rosés gros comme
un œuf de poule.

La paroi de l'abcès a une couleur gris jaunâtre ; elle est irrégulière par suite de la présence de bords circonscrivant des aréoles.
Ces bords paraissent la trace des parois d'abcès plus petits, dont
la confluence a donné lieu au grand abcès.

La paroi de l'abcès est fibro-celluleuse, opaline, épaisse de 2 millimètres et se continue avec le tissu du foie d'une façon insensible.

Second abcès irrégulier, renfermant 300 grammes environ de pus au niveau du bord droit à sa partie inférieure.

On trouve encore dans le *lobe droit*, à la face inférieure, un grand nombre d'abcès plus petits dont le volume varie d'un œuf de pigeon à un œuf de poule. Ils renferment un pus jaune. Leur paroi celluleuse est plus mince, plus friable.

Le lobe gauche ne renferme pas d'abcès.

La dissection de la veine porte ne fait rien voir d'anormal au niveau du tronc ou des sinus. Du côté droit, en suivant les branches, on les trouve exsangues, et *en poursuivant une branche de troisième ordre, on arrive à un abcès.*

Mais il n'y a nulle part ni caillot, ni altération appréciable des parois veineuses.

Pas d'ulcération de l'intestin grêle ou du gros intestin.

Mais dans l'appendice cæcal, épingle placée la tête en bas; noircie. Au niveau de la pointe de l'épingle, la muqueuse présente une ulcération annulaire. Pas d'altération apparente des ramifications veineuses. L'ulcération est peu profonde.

Il y a de plus une aiguille à la partie postérieure du péritoine, un centimètre au-dessus du pancréas; cette épingle, plantée dans le tissu cellulo-adipeux rétro-péritonéal, n'est en rapport avec aucun organe important altéré.

Pas de modification apparente des reins, des organes génitaux.

Rate. 200 grammes, molle.

Poitrine. Au sommet gauche, le poumon est plus dur, crépite mal, surnage cependant. Congestion et œdème manifeste. Pas de tubercules en apparence; à droite, 2 litres de sérosité rougeâtre transparente. Poumon atélectasié appliqué contre la gouttière costo-vertébrale. A sa surface, abcès métastatiques variant du volume d'un gros pois à celui de grains de chènevis avec aréole rougeâtre. Il y a aussi des traînées jaunâtres formées par les lymphatiques.

BIBLIOGRAPHIE.

Nous présentons à part les indications bibliographiques pour les observations que nous avons utilisées ; elles sont classées suivant l'ordre alphabétique des noms d'auteurs dont la plupart se trouvent cités dans le texte.

Traités et mémoires.

LEUDET. — Recherches sur la phlébite de la veine porte. In Arch. gén. de méd., 1853.

— Clinique médicale de l'Hôtel-Dieu de Rouen.

FRERICHS. — Traité des maladies du foie, 1877 (traduit par les docteurs Duménil et Pellagot).

STRAUSS. — Nouv. Dict. de méd. et de chirurg., t. XXIX, art. Veine porte.

LEDIEN. — De la pyléphlébite suppurative. Th. de Paris, 1879.

STREHLER. — Ueber pylephlebitis suppurativa. Diss. Zurich, 1879.

CORNIL et RANVIER. — Manuel d'histologie pathologique.

Observations.

AUFRECHT. — Schmidt's Jahrb., 1870, 148, Bd., p. 22.

BAMBERGER. — Krankheiten der Digestions organe, p. 285.

BERNHEIM. — Revue médicale de l'Est, 1874.

BOECK. — Krankengeschichten. Diss. München, 1868, p. 26.

BOLLING. — The London Medical Record, vol. III, 1875, p. 582.

BORIE. — La Clinique, mai 1829.

BREITHAUPT. — Med. Zeitung vom Vereine für Heilkunde in Preussen, n° 47, 1851, p. 215.

BRIESS. — Virchow u. Hirsch's Jahresb., 1869, II, p. 146.

BRISTOWE. — Transactions of the pathol. Soc., t. IX, p. 279.

BUDD. — Diseases of the liver, p. 176.

BUHL. — 1° Zeitschrift für ration. Medic., 1854, p. 348 (observation rapportée par Frerichs).

— 2° Virchow's Archiv, XXI, 1861, p. 480.

BULL. — Observation analysée dans Revue des sciences médic., 1876, t. VII, p. 515.

CHAUFFARD. — Bull. Soc. anatom., 1879, p. 587.

CHVOSTEK. — Schmidt's Jahrb., 1869, 141 Bd., p. 297.

CONTESSE. — Bull. Soc. anatom., 1857, p. 244.

DANCE. — Archives de médecine, 1829, t. XIX, p. 40.

DICKSON. — Revue médicale, 1337, t. IV, p. 269.

DUJARDIN-BEAUMETZ. — Gazette des hôpitaux, juillet 1872.

FERRÉOL. — Bulletins Société anatomique, 1857, p. 74.

FOLLIN. — Bulletins Société anatomique, 1852, p. 453.

FRAENTZEL. — Berliner Klinische Wochenschrift, nos 1 et 2. 1869 (observation traduite dans Archives gén. de méd., 1870, p. 224).

FRERICHS. — Traité des maladies du foie, trad., 3ª édit., p. 744.

FREY. — Arch. gén. de méd., 1845, p. 483 (observation traduite).

HANDFIELD JONES. — Transactions of the pathol. Soc., t. XXI, 1870, p. 232.

HENOCK-GLUGE. — Henoch, klinik der Unterleibskrankheiten. Berlin, 1852, p. 189.

HEROPATH BIRD. — Krankheiten des chylopoetischen Systems, 1855, p. 285. Ou Med. Times and Gazette, mars 1854.

HILLAIRET. — Union médicale, 1849.

HOFFMANN. — Ueber Thrombose und Embolie der Pfortader Diss. Berlin, 1872.

KESTEVEN. — London medical Gazette, v. XI, 1850, p. 1088.

KUSSMAUL. — Schmidt's Jahrb., 1868, 138 Bd., p. 179.

LAMBRON. — Arch. de méd., 1842, 3º série, t. XIV, p. 129.

LANCEREAUX. — Traité d'anat. patholog., t. II, p. 963.

LANDWAGEN. — De veinæ portæ inflammatione. Dissert. inaug. Lipsiæ, 1855, p. 40.

LEBERT. — Traité d'anat. path. Paris, 1861, t. II.

LEDIEN. — Thèse 1879, p. 49 et 59.

LEMPKE. — Ein fall von Pylephlebitis. Diss. Berlin, 1873.

LEUDET. — 1º Archives de médecine, 1853, p. 145.
— 2º Clinique médicale, p. 7 et 8.

LEYDEN. — Schmidt's Jahrb., 1866, 131 Bd., p. 353.

MALMSTEN. — Schmidt's Jahrb., 1871, 149 Bd., p. 171.

MAROTTE. — Revue médico-chirurgicale. Paris, mars 1850.

MESSOW. — De inflammatione venæ portæ. Diss. Berl., 1841.

MEYER. — Med. Zeitung v. Vereine für Heilkunde in Preussen, 1846, p. 215.

MICHEL. — Bull. Soc. anatomique, 1874, p. 791.

MOERS. — Archiv. f. klinische med., t. II, p. 251, 1868.

MOHR. — Medic. Central-Zeitung, IX Jahrb, nº 29 (observation rapportée par Frerichs).

MUNK. — Deutsche klinik, nº 51, 1859.

NIESS. — Heidelberger Annalen, t. XIII, 1846.

Norman-Moore. — The Lancet, 22 mars 1879.

Quenu. — Gaz. méd. de Paris, décembre 1878.

Reuter. — Ueber die Entzündung der Pfortader. Diss. Nürnberg 1851.

Riedel. — Ein fall von Pylephlebitis. Diss. Berlin, 1873.

Rossbach. — Berliner klin. Wochenschrift, mai 1873.

Schœnlein. — Klinische Vorlesung von Guterbcetz. Berlin, 1842.

Southey. — The Lancet, janvier 1879.

Steenberg. — Cannstadt's Jahresb. III, 1860, p. 190.

Strehler. — Ueber pylephlebitis supp. Diss., p. 40, 48, 55.

Traube. — 1º Gesammelte Beiträge zur Pathologie, 1860, p. 940 (pyléphlébite d'origine cæcale).

— 2º Gesammelte Beiträge zur path. III, 1878, p. 506 (pyléphlé, bite calculeuse).

Virchow. — Gesammelte Abhand, 1856, p. 572.

Waller. — Wiener Zeitschrift. Sept. et oct. 1846. (Trois observations de pyléphlébite supp.; l'une d'elles est rapportée par Frerichs, p. 742.)

Wyss. — Schmidt's Jahrb., 140 Bd, 1868, p. 47.

Ziegler. — De venæ port. obstruct. Diss. Regiomonti, 1860, p. 23.

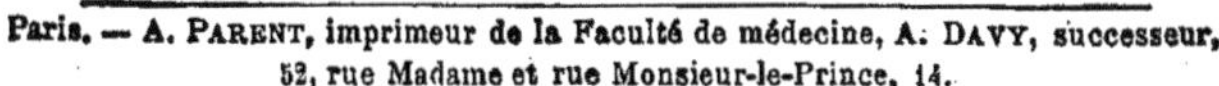

LIBRAIRIE ALEXANDRE COCCOZ
11, rue de l'Ancienne-Comédie, 11

Extrait du catalogue

BARATOUX (J.). — Otologie, Pathologie et thérapeutique générales de l'oreille, Diagnostic, in 8, 1882. 3 fr. 50

BASTARD (Henry), anc. int. des hôpitaux. — De la thrombose veineuse dans les tumeurs fibreuses de l'utérus, in-8, 1882. 2 fr.

BAUDRIMONT (E.), chirurgien des hôpitaux de Bordeaux. — De la Fracture de la paroi antérieure du Conduit auditif et de la luxation en arrière du maxillaire inférieur, par pénétration des condyles dans l'oreille. In-8, 1883. 2 fr. 50

BÉCLÈRE (Ant.), anc. int. des hôpitaux. — De la contagion de la rougeole, in-8, 1882. 3 fr.

CASTELAIN. — La circoncision est-elle utile? in-8, 1882, 4 fr.

DEBACKER. — Des hallucinations et terreurs nocturnes chez les enfants et les adolescents, in-8, 1881. 3 fr. 50

DESEILLE (J.). — De la médication salycilée dans le rhumatisme chez les enfants, in-8, 1879. **2 fr.**

DUBOUÉ. — De l'impaludisme. 1 vol. in-8, 1880, 2e édition, suivie d'un résumé. 7 fr.

FAISANS (Léon), anc. int. des hôpitaux. — **Des hémorrhagies cutanées liées à des affections du système nerveux et en particulier du purpura myélopathique,** in-8, 1882. **2 fr.**

GREFFIER (Léon). Anc. int des hôpitaux. — **Étude sur l'épilepsie partielle,** in 8, 1882. 2 fr.

JACOLOT (de Lorient). — **Trachéotomie et laryngotomie d'urgence** avec le trocart trachéotome du Dr Jacolot. In-8, 2e édit 1882, 2 fr.

LATTEUX (Dr), chef du laboratoire d'histologie de l'hôpital Necker, lauréat de la Faculté de médecine de Paris, officier de l'Instruction publique. — **Manuel de technique microscopique,** ou guide pratique pour l'Étude et le maniement du microscope. 1 vol. in-12 avec 177 figures dans le texte 1883. Ouvrage couronné par l'Académie de médecine. 7 fr. 50

LAURAND (Georges), anc. int. des hôpitaux. — **Les anévrysmes valvulaires du cœur.** In-8, 1881. **2 fr.**

MÉRICAMP (Paul), anc. int. des hôpitaux. — **Contributions à l'étude des Arthropathies syphilitiques tertiaires.** In-8, 1882. 2 fr. 50

PIOGEY (Emile). — **Etude de la pathologie expérimentale, lésions broncho-pulmonaires, leurs symptômes, déductions pathologiques,** in-8, 1882, avec 6 pl. en chromolithog. 5 fr.

SAINT-GERMAIN (de). — **L'obésité et son traitement.** In-8, 1881. 1 fr.

STEINER (Johann). — **Compendium des maladies des enfants,** à l'usage des étudiants et des médecins, remanié et augmenté par les docteurs FLEISCHMANN et HERZ. Ouvrage suivi d'un formulaire magistral et officinal, traduit sur la 3e édition allemande, par le Dr P. KERAVAL, in-8, XXXIII-773 pages, prix broché. 12 fr.
  Relié. 14 fr.

WIARD, (de Caen). — **Mémoires d'un Microbe.** In-12, 1882, 2e édition. 2 fr.

Paris. — A. PARENT, imprimeur de la Faculté de médecine, A. DAVY, successeur, 52, rue Madame et rue Monsieur-le-Prince, 14.